FRUITARIAN DIET

フルータリアン・ダイエット

最も古くて新しい、
果実食主義者の健康学

池田 悟 IKEDA Satoru

共栄書房

フルータリアン・ダイエット——最も古くて新しい、果実食主義者の健康学◆目次

はじめに

現代人の食卓を眺めた場合、米やパンなどの穀物を主食にして、動物性食品や野菜を副食のおかずにする、ということがほとんどだと思います。そんな中、穀物や動物性食品も食べず、ほとんど果物だけを食べて生活しているという珍しい人たちがいます。よくカタカナで「フルータリアン」と呼ばれています。日本語で「果実食主義者」と呼ばれることもあります。私もその一人で、もう20年近く果物中心の食事を続けています。食事の95%が果物で、それ以外は葉物野菜やハーブティーなどです。私は、もともと太りやすい体質で、ダイエットに悩まされた時期もありましたが、この食生活を始めるようになって簡単にスリムな体型を維持できるようになりました。体が軽くなった上に体調も良いということもあって、今後も果物中心の食生活を続けていきたいと思っています。

この食生活が他人に驚きを与える理由は二つあります。一つは、普通なら食後のデザートにすぎないはずの果物を大量に食べていること、もう一つは、グルメには欠かせない穀物や動物性食品を完全に手放していること、です。このような食生活は現代においてはレアなのかもしれませんが、野生のオランウータンや動物園のゴリラにとっては当たり前のことだったりします。「人間がオランウータンやゴリラなどの類人猿と同じ食事をした場合、健康状態はいったいどうなるのだろう?」と子供のような疑問を抱いて、フルータリアン・ダイエットに興味を持つのも面白いかもしれません。ヒトはオランウータンやゴリラと遺伝子の99%を共有しているので、比較の対象にするのは悪くありません。

本書のサブタイトルは、「最も古くて新しい、果実食主義者の健康学」です。果物は数百万年にわたって人類の健康を支え続けてきた「最も古い」食べ物です。それに比べると人類と穀物の付き合いは浅く、ごく最近の約1万年程度でしかありません。また、現代人の食生活は穀物への依存が特に強く、果物はデザート扱いされて脇役にとどまることが多くなっています。そんな現代人にとってフルータリアン・ダイエットは、目が覚めるような「新しい」体験になり得るポテンシャルを秘めています。「最も古い」ルーツを持ちながらも、穀物に依存した現代人に「新しい」インパクトを与えるのが、フルータリアン・ダイエットなのです。

本書はフルータリアン・ダイエットの良き入門書・導入書となることを目指しました。本書の第1章「現代におけるフルータリアンとは?」では、フルータリアンの概要を簡単に説明したあと、私が20年近くもフルータリアンを続けることになった正直な理由をお話しします。私の個人的な体験でありながら、すべての人に共通する極めて重要な問題を内包していることを知るでしょう。

第2章では、人間の食性について考察します。自然界における人間の立ち位置を明確にすることは、食生活を考える上で重要なことです。

第3章では「20世紀に学ぶ」と題して、人々の見方を変えることになった重要な実験・調査・発見などを振り返ります。どれもフルータリアンの食生活と深い関わりのあるものばかりです。

第4章のテーマはデトックスです。普通の食生活から果実食に移行した場合に、大幅に摂取量を削減できる有害物質があります。

第5章では、果物を用いた闘病アプローチについて解説します。現代においてさらに脅威を増している病気、糖尿病とガンに焦点を当てます。

第6章からは「フルータリアン実践編」ということで、オススメのフルーツメニューについて紹介します。

最後に第7章では「ティルデン博士の毒血症の木」を紹介します。「病気の治療」ではなく「病気の予防」を意識しながら健康的に生きていきたいと願う個人にとって、勇気を与えてくれるような内容です。

なお、本書は、フルータリアンの食生活そのものを推奨することを目的とはしていません。まずは、フルータリアンの食生活やそれにまつわる栄養学的事象について考えることで、果物の価値や健康的な食生活への理解を深めることを目的にしています。本書では、話の流れ上

「水だけの断食を長期間続ける」エピソードが数ヶ所出てきますが、これに関しては個人的に危険だと考えています。私自身、水だけの断食を試したこともありますが、2日が限界でしたし、それを頻繁に実施するようなことはリスクが大きく危険だと感じました。

私自身は、少し大食い気味で、いつも食べることが大好きな男です。バナナ、パイナップル、アボカドなどの南国果物を中心に、毎日2000キロカロリーくらいは摂取しています。日本である程度食費を抑えながらフルータリアンを実践しようとすると、南国果物の割合が高くなります。幸い、バナナ、パイナップル、アボカドは1年中手に入ります。意外に思われますが、ブドウ、桃、梨など、日本産の高い果物はほとんど食べていません。日本産の果物は高級志向のものが多く、私のような一般庶民にとって、なかなか気軽に買えるものではありません。というわけで、日本に住んでいながら日本産の果物をあまり食べないという、少し奇妙な状態が続いていますが、毎日が南国感に溢れており、ある意味ではリッチな食生活を送っています。

本書はいかなる形であれ、特定の病気や疾患に対して具体的な推奨や助言を与えるものではありません。また、本書は、適切な医療による診断や治療に代わるものでもありません。ご自身で行う治療行為については十分な注意が求められます。必要に応じて、資格のある医療専門家の支援・指導を受けるようにして下さい。

本書の内容・情報を何らかの形で活用した場合における、いかなる悪影響についても、本書の著者および出版社は責任を負いません。本書の性質上、常に一定のリスクは伴いうるため、そのリスクを負うつもりがない場合は、本書の内容を活用しないで下さい。

本書の内容に疑義が生じた場合は、必ず医師またはその他の医療専門家に相談するようにして下さい。本書のいかなる内容も、医療による適切な助言・診断・治療とみなされないものとします。また、それらに代わるものでもありません。

第1章　現代におけるフルータリアンとは？

やがて生野菜と同様に、朝昼晩の三食とも果物を食べるようになると、「はじめは薬と思って……」などと考えていた人でも、いつかは食事に野菜や果物がないと、ものたりなくなってくる。
こうなれば体質改善も軌道にのったわけで、血液は清潔になり、体調もととのえられ、めったに病気もしなくなってくるだろう。いよいよ自然食のヒミツにふれたのである。

食養家　栗山毅一（1890〜1984）

1　フルータリアンとは？

フルータリアンとは、菜食主義者（ベジタリアン）の一種で、最も端的に言うと「果物だけを食べる人」「果物と木の実だけを食べる菜食主義者」です。また、もう少し説明調で次のように定義することができます。

「菜食主義者の一種で、日本語では果実食主義者と呼ばれる。収穫してもその植物自体の生命を奪わないと考えられる部位を食し、食事の大半が果物で、それ以外では果菜類や木の実を食べる。健康上の理由等から、生の食品を未加工のまま食べる傾向が強く、加熱調理された食品、加工食品、精製食品などは避けられることが多い」

そこには、動物や植物の生命に対する配慮があります。動物だけではなく、植物の生命に関わる部位も食べないという考え方です。これは、他の動物たちの生命を奪わないという菜食主義の考え方を植物にまで拡大させたものということができます。

果物は、植物の部位の中でも「最も他の動物に食べられたがっている」部位です。他の動物に食べてもらうことで、種子を遠方に拡散させることができます。そして、果物を木からもぎ取ったとしても、その木自体は死にませんから、植物の命を奪うことにはなりません。逆に、人参や玉ねぎなどの根菜類の場合は、その作物自体の生命を奪ってしまう上に、掘り起こすときに土の中の虫なども殺してしまうことになります。この考え方はジャイナ教にも見られるもので、ジャイナ教徒は根菜類を食べません。

ただし、特に複雑なルールはなく、果物をたくさん食べるという、シンプルでわかりやすいダイエットでもあります。定義後半部分の「生の食品を未加工のままで食べて、加工食品は食べない」ですが、そこにある精神は、食べ物を自然のまま食べるという「自然食」の考え方、加熱せずに生のまま食べるという「ローフード（生菜食）」の考え方です。

果物は生で食べる方が新鮮で美味しいし、実際生のまま食べることがほとんどなので、果物をたくさん食べていれば、結果的に「自然食」「ローフード」を実践しているとも言えます。

各種ベジタリアンが食べるもの・食べないものは、次頁の表のように分類することができます。

フルータリアンが食べる果物の種類に特に制限はありませんが、注意が必要なのは「ノンスイートフルーツ」と呼ばれる果物です。文字通り〝甘くない〟果物のことです。アボカド、キュウリ、トマト、ナス、ズッキーニ、パプリカ、オクラなどが該当します。これらの食べ物は、日本では野菜に分類されますが、海外では果物に分類されることも多いです。「果物は木になる実で、野菜はそれ以外」というのが日本人の感覚ですが、フランス人の場合は「果物は花からできるもので、野菜はそれ以外」と考えるので、キュウリもトマトもナスも果物なので

ベジタリアンの種類	肉類	魚介類	卵	乳製品	穀物	豆類	野菜	果物	ナッツ類
ペスコ・ベジタリアン	×	○	○	○	○	○	○	○	○
オボ・ベジタリアン	×	×	○	×	○	○	○	○	○
ラクト・ベジタリアン	×	×	×	○	○	○	○	○	○
ラクトオボ・ベジタリアン	×	×	○	○	○	○	○	○	○
ヴィーガン	×	×	×	×	○	○	○	○	○
フルータリアン	×	×	×	×	×	×	×	○	○

す。

そう考えると、スーパーでの買い物の選択肢は意外に多いです。ノンスイートフルーツは塩味の味付けと相性がよく、甘い果物に飽きたときにバリエーションを与えてくれるでしょう。

私の現在の食事は95%が果物で、残りが葉物野菜とハーブティーです。ナッツ類は食べていません。葉っぱもハーブも野菜に含まれるでしょうから、純粋な意味でのフルータリアンには該当しません。ナッツ類を食べていないという意味ではフルータリアンよりも厳格と言えますし、一部の野菜やハーブを許容しているという意味では「すこしゆるい」とも言えます。

それでも自身の食生活について聞かれたら、フルータリアンであると自称しています。フルータリアンという言葉の響き自体が「少しメルヘンで可愛いめ」ということもあります。また、他の菜食スタイルの呼称が長すぎるのに比べて、〝フルータリアン〟は短くて言いやすく、果物の〝フルーツ〟を連想しやすいことから、他人に説明するときにも便利です。「あぁ、フルーツの意味の〝フルータ〟ね」という感じで理解してもらえます。

フルータリアンの定義的な説明では、動植物の生命に対する配慮という観点が強調されることが多いのですが、現代では価値観が多様化しており、ダイエット・健康目的に実践する人もいれば、実験的に試していたらはまってしまったという人もいます。ですから「菜食主義者であって、穀物をあまり食べず、果物を主食にしている」のであれば、フルータリアンと呼んでも構わないと個人的には思っています。なぜなら、菜食主義者の大半が穀物を主食にしている中で、それを食べずに果物を主食にしているというだけで、十分他と区別しうるわかりやすい特徴になるからです。

海外では、フルータリアンの定義に完全に沿っていなくても、食事の大半が果物であればフルータリアンという言葉を使うこともあります。例えば、病気明けに一日中果物だけを食べて過ごした場合に、「今日一日、フルータリアンだった」というように言ったりします。海外ではベジタリアンという言葉が日常生活に定着していますから、その変形という感覚でしょう。

なお、私が実践している果物と葉物野菜だけの食生活は、ドイツの自然療法家のアーノルド・エーレット（1866～1922）が提唱したミューカスレス・ダイエットに最も近いスタイルです。ミューカスレス・ダイエットについては第3章で説明しています。また葉物野菜の具体的な食べ方については、第6章の「フルータリアン実践編」でも紹介しています。

●フルータリアンにいたる道

普通の食生活をしていた人が、いきなりフルータリアンの食生活を始めるのは珍しいことです。私の場合もそうでしたが、多くの場合、次のようなステップを経てフルータリアンに近づいていきます。

ベジタリアン（菜食主義）
↓
ヴィーガン（完全菜食主義）
↓
ローフード（生菜食）の導入（生食率を30％→50％→70％と徐々に上げていく）
↓
フルータリアン（果菜食）

それぞれの段階に応じて超えるべき壁のようなものがあり、少しずつステップを踏みながら体を慣らしていく方が、最終的には長続きします。実際、既にヴィーガンを実践していてローフードやフルータリアンに興味を持ち始めたという人の方が、圧倒的に長続きする可能性が高いです。よって、今まで普通の食生活を送っていた人でフルータリアンを実践してみたいという人がいたら、「まずは菜食から始めてみてはどうか」「果物多めの菜食スタイルを試してみてはどうか」と提案すると思います。

例えば、日本でヴィーガンを実践する上で超えるべき壁の一つとして、スープに使われている出汁《だし》をどうするかという問題があります。大半の出汁は鰹節が使われているため、これを避けようとすると外食での選択肢は大きく狭まります。だからといって自分で出汁を準備するのも手間だったりします。そこで、うどんやそばを出汁を使わずに美味しく食べる方法はないだろうかと考えるようになるわけです。

そして、実際、四国地方には醤油うどんというメニューがあることに気付きます。残念ながら現在の醤油うどんは出汁が使われているのですが、20世紀前半頃、うどんに純粋な醤油だけをかけて食べていたという記録があり、しかも大変なご馳走であるとされていました。そして今度は、どんな醤油がうどんに合うだろうかと試行錯誤を始めるようになります。

このような模索を重ねながら、そして、その過程で得られるさまざまな気づきを増やしながら、少しずつステップを踏んでいくわけです。やはり食生活というのは、子供の頃から何十年もかかって身につけてきた習慣ですから、急激な変化には耐えられないのだと思います。

私の場合、そもそものきっかけは、学生時代に試した韓国式ダイエットでした。もともと太りやすい体質で悩んでいたところ、韓国女性は肌がキレイでスリムな人が多いということを知り、興味を持ったのです。それなりに体重も減り、肌もキレイになりました。キムチなどに使われている唐辛子やニンニクにダイエット効果があると言われていましたが、実際は、そもそもの野菜の消費量が多いことがポイントだとわかりました。韓国人の野菜消費量は世界トップクラスで、日本人のおよそ2倍です。また、「医と食とは根本的に同一で、食べ物は薬である」という薬食同源の考え方を学べたのもよかったです。

この体験がベースになり、次にベジタリアンの食生活を試すことになりました。ストレスを感じることは意外にも少なく、むしろ植物性メニューの豊富さに驚きました。そして、卵や乳製品にはもともと執着がなかったこともあって、わずか数ヶ月でヴィーガン（完全菜食主義）に移行しました。今から振り返って当時幸運だったのが、ローフード（生菜食）が海外でブームになっており、日本でもローフード関連の書籍や訳書が多く出版されていたことです。毎日のヴィーガンメニューに、生野菜や果物を使った非加熱メニューを加える機会が少しずつ増え始めました。

ローフードは、料理にかける手間が少なく楽なこともあって、生食率（食事に占める生食の割合）が30％、50％、70％、90％と上がっていき、気付けばフルータリアンになっていました。

その後は100％ではないものの、安定的にフルータリアンを続けており、もうすぐ20年の節目を迎えようとしています。ダイエットという点では大成功で、引っ込んだお腹のまま、いつも細身のジーンズを履けることにひそかな満足感を感じています。

2　結局フルータリアンに戻ってしまう理由――便とオナラの臭い

私は20年近くフルータリアンですが、特別な思想や信条に基づいて続けているわけではありません。ですから、フルータリアンの定義でよく言及されるような、「一切の殺生をしない」という信念や、「収穫時に〝死ぬ〟植物は食べない」という思想は持っていません（ただし、動物に対する暴力には反対し続けたいと思っています）。

では、なぜフルータリアンを続けてしまうかというと、「結局またフルータリアンに戻りたくなる」からです。なぜフルータリアンなのかと質問されたときは、「普通の食事に戻ると、便とオナラが臭くなるから」と答えます。飲み会や会食の場では、ある程度周りに合わせて飲食をすることもあるのですが、翌日になるといつもきまって便とオナラが臭くなっていることに気付きます。それが気持ち悪くなってしまって、また元の状態に戻りたくなってしまうのです。そこには、宗教的な意味合いもスピリチュアルな理由もありません。

一動物として、直感的に気付いたことがあります。それは、「臭い便やオナラは、中・長期的には人体にとって危険である」ということ。そして、この気づきが得られた頃には、以前よりも自分の肌がさらにきれいになっていました。腸内環境と、肌の状態は確実にリンクしています。また腸内環境は、さまざまな疾患やアレルギー、メンタル面の不調とも関係していると言われています。

誰にでも便が臭わなかった時期があります。赤ちゃんのときです。赤ちゃんの便は、少し酸っぱいような香りはありますが、特に臭いわけではありません。しかし、離乳食が始まり、大腸菌、ウェルシュ菌、ブドウ球菌、連鎖球菌などの有害な悪玉菌が増えてくると、少しずつ便が臭くなっていきます。大人と同じ食事をするころには、一人前の臭い便をするようになります。

悪玉菌が作り出すインドール、スカトール、アンモニア、硫化水素、フェノール、プトマインなどの有害物質が悪臭の原因です。これらの有害物質から、ニトロソアミンや胆汁酸代謝物といった発ガン物質も生成されます。悪玉菌が多いと免疫力の低下にもつながります。肉類、パン、砂糖などが多くて、野菜や食物繊維が少ない食事をしていると、腸内で悪玉菌が優勢になっていきます。

今の世の中、無数のダイエットスタイルが存在していて、腸内の健康に注目したものもありますが、便やオナラの臭いに言及したものは多くありません。それはなぜかというと、「結局そのダイエットも臭い」からです。便やオナラが臭いのは当たり前のことであって、わざわざ取り上げるほどのことではないと思い込んでいるのです。

主観的に「臭いがない」状態の便・オナラをもたらす食事は、実は限られています。それは、果物、そして生野菜のジュースのみです（固形の生野菜はやや消化に時間がかかるので省きました）。動物性食品は食物繊維が少なく臭い便をつくります。穀物や大豆も消化に時間がかかるため、結局臭くなります。本当の意味でクリーンな腸内環境を実現できるのは、果物と、生野菜のジュースだけです。しかし、これは本当でしょうか？

●腸内浄化法のベストセラー

１９９０年代、腸内浄化・便秘解消のエキスパートであるバーナード・ジェンセン医師の著書『汚れた腸が病気をつくる――腸をクリーンにする究極的方法』が全米でベストセラーになりました。日本語にも翻訳され、テレビで取り上げられたりして日本でも話題になりました。私はフルータリアンになってからこの本を読みましたが、当時驚いたのが、書内で紹介されていた便秘解消法が、私の普段の食生活とほとんど同じだったことです。

ジェンセン博士の便秘解消アプローチは、基本的に食事と浣腸の二つを軸にしています。下剤や便秘薬は、正常で自然な排便能力を回復させる上で全く役に立たないので使用しません。これらの薬剤は人体にとって毒物・刺激物であり、腸の筋肉を無理に働かせて疲労させてしまいます。また、下剤に依存していると、腸の自然な排泄力が失われます。腸内にこびりついた便を、あくまで自然な形で排泄していくことを目指します。まずは、「11日間排泄促進法」「ニンジンジュース療法」「スイカ療法」「ブドウ浄化法」の順に、具体的なアプローチについて見てみたいと思います。

☆11日間排泄促進法

11日間のプログラムに従う。最初の3日間は水と果汁のみで、4時間ごとにコップ1杯の果汁を飲む。次の2日間は果物だけ食べる。

残りの6日間は、朝食は柑橘類の果物を食べ、昼食まではどんな果物でも食べてよい。昼食は、3～6種類の野菜で作ったサラダとコップ2杯の「元気が出るスープ」。サラダはドレッシングや塩を使わずに食べる。夕食は2～3種類の蒸し野菜と2カップの「元気の出るスープ」（ニンジン（または大根）の葉、ニンニク、ジャガイモ、ビーツの葉、セロリなどに、野菜スープの素を加えて水で煮たもの。スープだけを飲む）。これに加えて11日間、毎晩熱い風呂に入る。

☆ニンジンジュース療法

特定のジュースが特別な効果を上げるというわけではない。一番の目的は「消化、吸収の負担を減らして内臓を休ませる」こと。ニンジンには、老化や病気を防ぐ上で大いに役立つべータカロテンが多量に含まれている。3時間ごとにニンジンジュースをコップ1杯飲む。10日間、

20日間、あるいはもっと長く続けてもよい。ジェンセン博士は、いつも体調が優れず病気がちな男性に対して、丸1年間ニンジンジュースを飲ませ続けた。男性は、粘膜状の真っ黒な宿便を大量に排泄した。それ以来、すっかり元気になり健康を取り戻した。

☆スイカ療法

スイカの季節にのみ実践可能。スイカは素晴らしい腎臓の解毒剤、利尿剤である。スイカだけを4、5日つづけて食べ続ける。大腸内にたまった大量の老廃物が押し出される。豊富な水分が、有害物質を洗い流すのを助ける。

☆ブドウ浄化法

3時間ごとに平均450グラムのブドウを食べる。一日に食べるブドウの目安は1・8キロ。種は無理に食べる必要はないが、できれば、細かく噛み砕いて食べる方がよい。カタル（腸内の粘膜の炎症）を除去するのに有効な成分が、ブドウの種の酒石英に含まれているからである。5~10日までなら、自分ひとりでやってもよい。体にまったくなじみのない反応が起きる可能性があるが、症状が好転する直前に起こる反応であり、排泄から浄化にいたるプロセスの一つである。

（出典：バーナード・ジェンセン、シルビア・ベル（著）、月村澄枝（訳）『汚れた腸が病気をつくる――腸をクリーンにする究極的方法』ダイナミックセラーズ出版）

生果物ジュースで腸内クレンジングを実践していると、まさに〝クレンジング・ハイ〟とも呼ぶべき爽快感・恍惚感を感じることがあります。ランナーが経験する〝ランナーズ・ハイ〟と似たようなもので、体験した人だけが知っているという境地です。フルータリアンは、周りからはストイックに見られることが多いのですが、本人たちは意外にも「気持ちがよくてやっている」という部分もあるのです。マラソンと少し似ています。フルータリアンは、腸内クレンジングを日常的に実践している人たちとも言えます。

「昔のオレ（ワタシ）はとんでもなく臭かった……まさに糞みたいだった……」

そんな風に過去を振り返ることができたら、腸内クレンジング成功です。

●ショッキングな排泄物

ジェンセン博士の著書が話題になった理由の一つが、便秘の患者たちから取り出されたショッキングな排泄物の写真が多く掲載されていたことです。コールタールのような真っ黒な排泄物は、猛烈な腐敗臭を放っていたといいます。腸の形をした排泄物もあり、膨起、細い溝、狭窄、憩室にいたるまで腸の形がそのまま反映されていました。これは驚くべきことで、腸壁のすべてにわたって便がこびりついていたことを意味しています。

ひどい便秘の患者は、たいてい「文明的な」食物を多く食べていました。パン、麺類、白米などの精製炭水化物、そして、肉類や乳製品をたくさん食べる人ほど、腸の状態は最悪だったのです。多くの読者にとって、ひどい便の写真は決して他人事ではありませんでした。

多くの現代人は自分が便秘であることに気付いていません。ジェンセン博士は、300体もの病理解剖の結果を調べています。生前の病歴を見ると、「便秘している」と答えたのはわずか15人でした。しかし、解剖の結果は逆で、便秘でなかった人は17人しかおらず、283人もの人が便秘だったのです。中には、宿便が腸壁にびっしりこびりついて、腸がふくらんでいるケースもありました。

博士は腸内細菌についても別に調査を行っています。腸内細菌のうち、好酸性菌が85%、大腸菌などの悪玉菌が15%存在しているのが、理想的な細菌バランスであるという説があります。そこで、自身の患者500人分の便のサンプルを検査センターに送り、腸内細菌について調べてもらうことにしました。分析の結果、「15%の好酸性菌に対して85%の悪玉菌が存在する」というのが平均的な値であることがわかりました。健康的と考えられていた割合とは全く逆だったのです。

つまり、現代人の大半は多かれ少なかれ便秘であり、腸内細菌のバランスについても理想からはほど遠い状態にあります。

便秘で腸に便が停滞すると、悪玉菌が増殖して、有害な腐敗物質が生成されるようになります。もう一つショッキングだったことは、これらの有害物質が血液を通じて全身をめぐっている可能性が示唆されていたことです。悪玉菌が作り出した各種有害物質は、腸の中だけで終わる問題ではないのです。これらの有害物質は、腸壁に網の目のように広がった毛細血管によって吸い上げられ、血液を通して全身の組織・器官に運ばれていきます。ジェンセン博士はこれを「自家中毒」と呼びました。

便秘が引き起こす自家中毒は、体中のあらゆる不調・病気に関係します。博士のもとには、いろいろな不調を抱えた多種多様な患者が訪れましたが、多くの場合、ひどい便秘を抱えていました。停滞した便から放たれる毒素が全身をめぐることで、さまざまな病気を引き起こしていたのです。「人体は腸の有害物質を吸収することはない」という医学生時代の認識を、次第に改めていくことになったといいます。

腸の衛生に関する研究で第一人者であったジョン・ハーヴェイ・ケロッグ博士は「人間は食事をとったら必ず24時間以内にそのカスを排泄すべきだ」と言っています。野生動物たちは毎食後、短時間のうちに排泄を行っていますが、人間だけはこの例外で、排便が毎日ないという人も多くいます。

●フルータリアン・ダイエットと糖質制限食との決定的な違い

ここ数年、血糖値や体重管理に問題を抱えている人々の一部で、糖質制限食が流行しています。ニュースなどで取り上げられることもあるのでご存じの方も多いでしょう。糖質制限食の最大の特徴は、穀物・芋類・果物などの糖質系の食べ物を避けて、その分、肉類や乳製品などの動物性食品を多く摂取することです。

フルータリアン・ダイエットと糖質制限食を比べた場合に、実践者の主観で感じられる最も大きな違いは、ずばり「便とオナラの臭い」です。これに関しては、まさに対極関係にあると確信しています。

便やオナラの臭いというのは、とてもプライベートな問題で、いわゆる科学的エビデンスという形で証明するのはなかなか難しいものです。しかし、糖質制限食を実践してみた人々の体験談を見聞きすると、便とオナラが臭くなった、便秘気味になったという訴えが多いのです。糖質制限食の経験がない人でも、肉類や乳製品を多く食べた日の翌日は、便やオナラがいつもより臭くなったという経験があるかもしれません。

ジェンセン博士は、肉類や乳製品を多く食べる人の腸内環境について、次のように言っています。

「けれども、結腸洗浄を受けにくる人で、体調の良い人、つまり健康な人は殆どおりませんでした。そういう人たちは『文明的な』食物を食べて生活していたのです。中でも、パンやビスケット、チーズ等の乳製品や肉類をたくさん食べる人ほど、腸の状態は最悪だったのです。レントゲン写真を撮ってみると、なんと『文明的な食事』をしている人の腸には憩室が多く出来ているのです。」

憩室とは、消化管の壁の一部が内圧によって外側に押し出されて、ポケット状に突出している状態です。便のつまりがひどすぎて、腸壁が変形してしまうほどの圧力がかかっているのです。

ジェンセン博士の著書で、全編にわたって強調されていることは二つです。それは「便秘は文明的な食生活に起因する現代病であること」、そして「便秘が招く自家中毒が血液を汚染して、さまざまな病気を生み出していること」です。

その解決策としてスイカ療法やブドウ浄化法などが紹介されているのですが、少し不思議なのが、なぜ果物が便秘を解消して腸内を浄化するのかという点についてはあまり説明されていないことです。これについてはさまざまな観点から説明することができます。果物は水分が多く食物繊維が豊富に含まれていること、果物の食物酵素が消化・分解を助けること、他の食品と比べて消化にかかる時間が圧倒的に短く30～40分程度しかかからないこと、などが考えられます。

しかし、もっと大きな見方をすれば、そもそも人間は果物を主食にするようにデザインされていると考えることもできます。次章では、人間の食性について考えます。

第2章

ヒトはどこまで果食動物か

「生体システムのコロイドが複合構造をもち、そのゼータ電位がアルブミン、アルブミノイドといった物質で保護され、さらにこういった膜物質がアニオン電解質の電荷を受けているという事実を見ると、最も偉大な調理人である我らが創造主は、人間に生の食物を食べさせるつもりだったのでは、と思えるのである。

理想的な飲食物とは、ジュースにした生の果物なのではなかろうか。果物には高いゼータ電位のコロイドとアニオン多価電解質が豊富に含まれているのである。

科学者・発明家・水の研究者　パトリック・フラナガン（1944〜2019）」

1　自然界における人間の立ち位置とは？

本章ではヒトの食性について考えます。「ヒトは何を主食とする動物なのか」という観点から、自然界における人間の立ち位置について確認します。人間も動物の一つにすぎないので、ダイエットや栄養について考える上では重要なことです。

日常会話でもヒトの食性について議論が巻き起こることがあります。

「もともと人間は草食だからお肉はあまり体に良くないよ」

「人間は大昔に肉食をしていた時代があって、そのおかげで脳が大きくなって進化できたんだよ」

「いや、草食でも肉食でもない。人間は雑食動物。だからなんでもバランスよく食べるのがいいのよ」

こんな感じで、草食・肉食・雑食という言葉はよく聞こえてきます。しかし、果食動物という言葉はめったに聞こえてきません。

ヒトと生理的に最も近い動物であるオランウータンやチンパンジーは、果食動物（frugivore）であり、果物をよく食べる動物です。遺伝子の約99％はヒトと同じであり、残り１％の違いはほとんどが脳に関係するもので、消化器官の構造や働きは驚くほど似通っています。ですから、草食・肉食・雑食以外に、果食動物である可能性も考慮に入れてほしいのです。
そもそもこれだけ意見が割れる時点で、現代人は自らの食性についてはっきりと理解していないことがわかります。繁栄を極めるグルメ文化の洪水のなかで、自らの食性どころか、そもそも自分自身が動物の一つにすぎないということすら忘れてしまっているのかもしれません。だからこそ、〝自然界における人間の立ち位置〟について、整理しながらゆっくり考えてみる価値はあります。

●ヒトは肉食動物とこんなにも違う

次の特徴を比較しただけでも、ヒトは肉食動物とは生理的に異なる動物であることがわかります。

歩き方：肉食動物は四足歩行であるが、ヒトは二足歩行。
舌：肉食動物の舌はザラザラしているが、それ以外の動物は舌が滑らかである。
爪：ヒトは鋭い爪を持っていないため、動物の皮や肉を引き裂くことが極めて難しい。
親指：ヒトの親指は他の4本の指と向かい合わせにできるため、果物をつかんで収集する上で都合が良い。
出産：ヒトは通常、1回の出産で1人の子を産むが、肉食動物は複数の子を産む。

腸の長さ：ヒトの腸は胴体の約12倍の長さであるのに対し、肉食動物の腸は胴体の3倍程度の長さしかない。体内で肉が腐敗・分解するのを避けるため、肉食動物の腸は短い。

乳腺：ヒトは胸部に一対の乳首を持つが、肉食動物は腹部に複数の乳首を持つ。

睡眠：ヒトは一日の約3分の1を睡眠に当てるが、肉食動物は18〜20時間、場合によってはそれ以上休息する。

発汗：ヒトは全身の毛穴から汗をかくが、肉食動物は舌から汗をかく。

視覚：ヒトはすべての波長域の色を認識できるため、熟した果物を識別することができる。肉食動物は一般的にフルカラーで見ることができない。

水の飲み方：水を飲むとき、ヒトは唇で水を吸い上げるのに対して、肉食動物は外側に突き出た舌で水をなめる。

ビタミンC：ヒトはビタミンCを食べ物から摂取しなくてはならないが、肉食動物はビタミンCを自分自身で合成することができる。

顎の動き：肉食動物の顎は、ヒトの顎とは違って横方向に動かすことができない。

歯：肉食動物の臼歯は尖っていて鋭い。ヒトの臼歯は平らで、食べ物をすりつぶすのに便利。ヒトの犬歯は肉食動物の牙とは全く異なる。

脂質に対する耐性：ヒトは少量の脂肪しか処理することができないが、肉食動物は高脂肪食で生きていくことができる。ヒトは脂肪を摂りすぎると動脈硬化を起こすが、肉食動物は動脈硬化を起こさず、ほぼ無制限にコレステロールと脂肪を代謝する。

唾液・尿のｐＨ値：ヒトを含む植物食の動物の唾液・尿は、ほとんどの場合アルカリ性に維持されるが、肉食動物の唾液・尿は酸性である。

食事のｐＨ値：肉食動物の食事は酸性食品である。酸性食品はヒトにとって危険である。ヒトにとって望ましいのはアルカリ性食品である。

胃酸：肉食動物の胃酸は、ヒトの胃酸より少なくとも10倍以上強力である。場合によっては、１００倍、１０００倍以上強力な胃酸を持つものもいる。

尿酸：肉食動物は食べた肉の尿酸を代謝するためウリカーゼという酵素を分泌する。ヒトはこの酵素を分泌しないため、アルカリ性のミネラル（主にカルシウム）によって尿酸を中和しなくてはならない。

消化酵素：ヒトの消化酵素は果物の消化に向いている。唾液のプチアリンという酵素により、果物の消化が始まる。肉食動物はプチアリンを分泌せず、消化酵素の構成がヒトとは異なる。

糖分の代謝：果物のグルコースとフルクトースは、ヒトの膵臓に負担をかけない。肉食動物は糖分をうまく処理することができない。

●ヒトは自然状態では果食動物

同じように他の動物とも比較していきます。

◇草食動物でもない

ヒトは、草食動物とは違って、セルラーゼなどの植物分解酵素を分泌しない。特に、筋の固い野菜は不溶性繊維が多いため、消化することが難しい。ヒトは、野菜を食事に含めることはできるが、それを主食にして十分にエネルギーを満たすことは難しい。

◇穀食動物でもない

ヒトは穀物を生で食べることができない。穀物を加熱したとしても、その複合炭水化物を消化するためには多大なエネルギーを要する。自然界の多くの鳥類は穀物を生で食べることができる。

穀物食の鳥類は、素嚢《そのう》と呼ばれる小さな袋が喉にあり、そこで穀物を発芽させてから体内に取り込む。ヒトの穀物食の歴史は、ごく最近の1万年でしかない。

◇芋類・豆類もヒトの食性に適さない

豚などの土を掘る動物は、突き出た鼻を持っている。

ヒトは、道具がなければ土を掘るのが苦手である。そもそも土を掘りたいという動機を持たない。ヒトは、土で汚れた食べ物を嫌うが、豚は土で覆われていても気にしない。

鳥類や豚を除けば、豆類を進んで食べようとする動物は少ない。ほとんどの哺乳類にとって、生長した豆類は消化に悪く、有毒である。穀物・芋類・豆類を消化するためには、大量のアミラーゼ酵素が必要であるが、ヒトはプチアリンという酵素を唾液に少量しか分泌しない。この少量の酵素は、熟していない果物の炭水化物を分解する分には適している。また膵臓から分泌されるアミラーゼも量が限られている。

◇雑食動物でもない

現在のヒトを見る限り、まるで雑食動物であるかのように振る舞っているが、料理用コンロ、各種料理器具、調理・保存技術、スパイス・調味料の助けがなければ、雑食を続けることは難しい。道具も火も使えない自然状態に近づくほど、ヒトは雑食の傾向を無くし、果物に頼らざるをえなくなる。

◇ヒトは果食動物である

自然状態では、ヒトは果食動物である。チンパンジーやオランウータンをはじめとする果食動物の主な食べ物は、果物と柔らかい葉っぱである。

果物が熟したとき、その炭水化物は単糖（グルコース、フルクトース）に転換される。ヒトはこの単糖を、さらなる消化をせずにそのまま利用することができる。

また、生の熟した果物は、ヒトの視覚・嗅覚・味覚を魅了する。

以上のロジックからヒトは果食動物ということになります。ヒトはチンパンジーやオランウータンと同じ食性の動物なのです。現在の人間は、さまざまな調理道具・技術を使って雑食動物であるかのように振る舞っているだけです。その振る舞い方にも個人差があって、野菜重視の人がいたり、肉好きがいたり、「バランスが大事」派がいたりするものだから、食性の議論が混乱するのです。火も道具も使えない状態でジャングルに放り出されたら、多くの人は驚くほど果物に依存するようになるでしょう。

いくらチンパンジーやオランウータンと生理的に似ていたとしても、文明が始まってから現在に至るまでの長い間、ヒトは他の霊長類とは明らかに異なる食生活をしてきたのも事実であり、その長い時間の中で何らかの生物学的な進化が起きたのではないかという人もいるかもしれません。ヒトは進化の頂点に立つ圧倒的な存在であり、他の動物たちとは異なる特別な存在であると考えたがる人は、結構多いものです。次に、大きい時間軸の中で経時的な変化にも注目しながら、ヒトの食性について再考してみたいと思います。

2　ヒトはどこまで果食動物か

●微小摩耗痕の発見

1979年5月15日付のニューヨーク・タイムズ紙に、ジョンズ・ホプキンズ大学の人類学者、アラン・ウォーカー博士の研究が取り上げられ、世間を驚かせることになりました。

博士が行った研究は、古代人の歯と食性に関するものでした。博士は、化石の歯のエナメル質に残ったわずかな傷跡を調べることで、当時の人類が何を食べていたのかを推定することに成功しました。その結果、初期の人類の祖先は、草食でもなく、肉食でもなく、また、雑食でもありませんでした。その代わりに、果物を主食にして生きていたというのです。

さまざまな年代の歯の化石を調べましたが、例外は一つもありませんでした。1200万年前の類人猿から、ホモ・エレクトゥス（約200万年前に出現した原人）の出現に至るまでの1000万年にわたって、初期の人類の祖先たちは一貫して果食動物であったということです。他の専門家たちが推定していた食生活よりも、森に住むチンパンジーに近い食生活を送っていたことが明らかになったのです。この発表は、医師や栄養学者などの専門家にとっても、果物の価値について再考を促すものでした。

博士が分析したのは、化石の歯の表面に残った微小摩耗痕と呼ばれる傷跡でした。人間の毛髪の何百分の一という目に見えない太さの傷跡ですが、走査型電子顕微鏡（SEM）を使えば可視化することができます。

食べ物の種類によって、歯のエナメル質の表面に出来る摩耗痕は異なり、それぞれの食べ物に特有の摩耗パターンを残します。植物細胞の中には植物珪酸体（プラントオパール）と呼ばれるシリカのかけらが含まれており、この物質は歯のエナメル質よりも固いため、食べ物を噛んだときに、わずかなひっかき傷を歯に作ります。

草は、木や茂みに比べると、植物珪酸体を高い割合で含有しています。一方、果物には植物珪酸体が含まれていません。そのため、果食動物の歯は、きれいに磨かれたような状態になります。肉にも植物珪酸体が含まれていませんが、骨をかじったときに、歯にかすり傷が残ります。

このように、それぞれの食べ物に特徴的な摩耗パターンが、歯の表面に出来るわけです。また、歯のエナメル質は、どの動物でもほとんど同じ材質で出来ていることもあり、歯の微小摩耗痕を調べれば、どの種類の動物であっても、何を食べていたのかを推定することができます。

では、初期の人類の祖先が一貫して果食動物であったとして、200万年前に出現したホモ・エレクトゥス以降の食生活は一体どのようなものだったのでしょうか?

●「肉食が人類を進化させた」のは本当か?——新たな視点

約200万年前、明らかに現生人類と同じ性質を備えたホモ・エレクトゥスという種が出現しました。以前よりも、脳が大きくなり、腸も短くなって、手足の長さの比率も現生人類に近いものとなりました。

脳の容積が大きくなるこの時期に、肉食の考古学的証拠が激増します。原人の骨が見つかるところには高い確率で解体された動物の骨が見つかる、という具合にです。肉食と脳の進化を結びつけて語られることが多くなり、「肉食が脳を進化させた」という説などもよく知られるようになりました。大きな脳はエネルギー消費が激しく、全身の20%ものエネルギーが脳に振り向けられます。この大量のエネルギーを満たすためには、カロリーの高い肉食が好都合であったと理由づけられ、肉食のおかげで、人間らしい進化を果たすことができたのだと説明されるようになりました。

しかし昨今、このステレオタイプな考えに疑問を呈する研究者も多くなっています。ワシントンDCのスミソニアン研究所に所属する古人類学者、ブリアナ・ポビナー博士もその一人です。ポビナー博士は、肉食と人類の進化との関連性はこれまでに考えられていたよりも確実性に乏しい可能性があると考えています。そう考える理由の一つが「サンプリングの偏り」です。

ホモ・エレクトゥス出現後の時代に、解体された動物の骨が多く見つかるのは、サンプリングに偏りがあるためだといいます。特定の年代がますます注目を浴びるようになった結果、その年代の地層で骨を探そうとする人類学者が増えたため、その結果として、骨の発見数が増えているにすぎないと分析しています。

過度に注目を浴びる年代や地層がある一方で、調査が不十分な発掘現場もあります。ポビナー博士の研究では、特に190万年前から260万年前の地層で調査が不十分であることを指摘しています。これは今後、古人類学の化石調査で埋めていくべきギャップでもあります。まだ調査がされていない時期に肉食が増えた可能性だってありますし、脳が進化した理由は他にあるのかもしれないのです。

また、化石から食生活の詳細を知ることには限界もあります。例えば、肉食をしていたのは明らかであっても、食生活に占める肉の割合まではっきりしません。現実には、女や子供が採集してきた木の実や植物に大きく依存していたのかもしれないのです。当時の肉食依存度は意外に低かったという見方もあります。

パレオダイエット（原始人食）が批判されやすいのは、この点です。パレオダイエットは、旧石器時代の食習慣が理想的と考え、肉と魚をたくさん食べて、農耕文化が始まってから食べるようになった穀物や豆類などは避けるというものです。世界各地に残る狩猟採集民の食生活を調べると、その大半がカロリーの半分以上を肉から摂取していたというのが根拠のようです。

しかし、200万年前から、農耕文化が始まる1万年前までの間、ヒトの進化と食習慣の関係はもっと複雑だったと考える人類学者も少なくありません。ウェナー・グレン人類学研究財団のレスリー・アイエロは次のように言っています。

「多くの古人類学者が指摘するのは、旧石器時代の食事といってもいろいろあるということです。人類の食習慣の歴史は、少なくとも200万年前までさかのぼります。その間には、多様な食文化が生まれたのではないでしょうか」

地域や環境によって食生活にバリエーションがあり、その中でもどの食生活を理想モデルにするかが難しく、その理想モデルの原始人の健康状態も不明という問題があります。しかし、よくわからない要素が多いからこそ、ここではあえて、ホモ・エレクトゥスが過度に肉食に依存していたものと想定して、次の考察に進みたいと思います。

●草食から肉食（または肉食から草食）への移行は極めて珍しい

草食から肉食へ移行した動物、そしてその逆、肉食から草食へ移行した動物は珍しく、数えるほどしかいません。

草食から肉食へ転換した一つの例として、バッタネズミと呼ばれる小動物がいます。米国中西部に生息し、普通のノネズミに似ていますが、獰猛な捕食動物であり、トカゲや昆虫を狩って食べ、特にバッタを好物にしています。化石の記録から、バッタネズミは、草食性のネズミの子孫であることがわかっているそうです。

逆に、肉食から草食へ移行した動物としては、パンダがいます。パンダは、食事の大半が竹の葉や幹ですが、分類学上はクマ科に分類されるクマの仲間であり、元々は肉食獣であったと考えられています。

自然界において、草食・肉食間の転換は珍しく、そう簡単なことではないように思えます。草食動物と肉食動物では、生理的な隔たりが大きすぎることも原因の一つでしょう。そして、現在は極端な草食をしているパンダでさえも、草食への移行を成功させたとは言い難い状況に置かれていることが、最新の研究でわかってきました。

●パンダは200万年かけても草食に進化しきれていない

2015年、米国微生物学会のオンラインジャーナル「mBio」に、パンダの消化器官に関する興味深い研究論文が発表されました。「竹食のジャイアントパンダが保有する腸内細菌叢は、肉食動物に近く、季節変動が激しい」というタイトルの論文で、パンダの腸内細菌について解析を行ったものです。

本研究では、45頭のパンダから得られた糞便を試料として、遺伝子解析によって糞便内の細菌叢を調べています。その結果、パンダの腸内細菌の組成が草食動物とは大きく異なっており、肉食動物と同じような腸内細菌を保有していることがわかりました。

これは予想外の結果で驚くべきものでした。パンダは、食べ物の大半が竹の葉や幹であるため、草食に適応した腸内細菌叢を保有していると予想されていたためです。腸内細菌が食べ物に適応するのは、どの種類の哺乳類でも同じように起こる一般原則のように考えられていました。しかし、パンダの腸内細菌は、２００万年かけても竹食に適応していなかったのです。

そのことが原因で、パンダは一日中、竹をかじり続けています。パンダは食事の99％が竹の葉や幹で、毎日12・5kgの竹を14時間も費やして食べています。そのうち、たった17％しか消化することができず、消化しきれなかった大量の竹は糞便として排出されます。パンダの消化器官は肉食獣に近く、腸の長さも短いため、竹のセルロースをうまく分解できず、セルロースの消化を助けてくれるような腸内細菌も育っていないため、ほんのわずかしか竹を消化することができないのです。

パンダの祖先であるクマ科の動物が、竹を食べ始めたのは７００万年前です。そして、４２

0万年前に、肉の風味を感じるための「うま味感知能力」を失い、240万年前から200万年前の時期に、食事のほとんどが竹になり、極端な草食へ移行しています。

今回の解析により、パンダの腸内細菌叢は、ストレプトコッカス属とエシェリキア属が優勢であることがわかりました。これらは、肉を食べるクマには相応しい細菌類です。逆に、ルミノコッカス属やバクテロイデス属のような、草食動物が豊富に保有している細菌類は見つかりませんでした。

腸内細菌と消化器官のミスマッチは、パンダの脆弱性の一つであり、パンダが想像以上に高い絶滅リスクにさらされていることを示唆しています。論文の共同執筆者で、上海交通大学（中国）の龐小燕氏は、プレスリリースの中で次のように述べています。

「今回の結果は予想外で、極めて興味深いものです。パンダの腸内細菌叢は、彼らのユニークな食事には適応していなかったのです。パンダは進化のジレンマに立たされています」

●ヒトも食性進化のジレンマに陥り続けている

ヒトもパンダと同じように、この200万年の間、食性進化のジレンマに陥り続けているように思えます。現代人と肉食動物を比べた場合、生理的には依然として大きな隔たりがあります。個別の特徴を順に比較していきたいと思います。

肉食動物を含むほとんどの動物は、体が必要とするビタミンCを体内合成することができます。しかし、ヒトはビタミンCを体内合成することができず、食べ物からビタミンCを摂取しなくてはいけません。これは、霊長類、モルモット、果実食のコウモリ、数種類の鳥にのみ見られる特徴で、ヒトは未だに、果物を多く食べる動物に特有の生理を有しています。

このことがはっきりと明らかになったのが大航海時代です。長い船旅の中で、船乗りたちの大半が壊血病にかかって死んでしまうというおぞましい事故が多く発生してしまいました。船上の食事は、塩漬けにした肉と小麦で出来たビスケットがメインで、長期保存には不向きな果物や野菜が著しく不足していたため、ビタミンC不足による壊血病を引き起こしたのです。

壊血病の症状は悲惨なものです。ビタミンCは、細胞と細胞を連結する役目を果たしているコラーゲンの合成に欠かせない栄養素で、ビタミンCが過度に不足すると血管が脆くなって、体中のありとあらゆる部位から出血するようになります。ヒトは、果物や野菜からビタミンCを摂取しなくては生きていけないことが明らかになったのです。

次に、現代人の腸の長さについてですが、進化の過程で少し短くなったものの、肉食動物に比べれば、圧倒的に長い腸を有しています。ヒトの腸は、胴体の約12倍の長さであるのに対し、肉食動物の腸は、胴体の3倍程度の長さしかありません。

肉食動物の腸が短い理由は、体内で肉が腐敗するのを避けるためです。また、肉食動物の胃酸は、ヒトの胃酸と比較した場合、少なくとも10倍以上強力で、場合によっては100倍、1000倍以上強力な胃酸を持つ動物もいます。ヒトは、肉食動物よりもはるかに長い腸を持ち、それでいながら胃酸は弱いわけですから、腸内での腐敗は避けられません。

食べ物を消化した後の代謝についても違いがあります。肉食動物は食べた肉の尿酸を代謝するため、ウリカーゼという酵素を分泌しますが、ヒトはこの酵素を分泌しないため、アルカリ性のミネラル（主にカルシウム）によって尿酸を中和しなくてはいけません。約1500万年前から、ヒトを含む類人猿は、なぜかウリカーゼ酵素を持たなくなってしまいました。

動物性食品の摂取量が増えると、プリン体の摂取量が多くなりますが、プリン体は体の中で尿酸に変わって、痛風の原因になります。そして今、多くの現代人が痛風に悩まされています。

また、ヒトを含む植物食の動物の唾液・尿は、ほとんどの場合アルカリ性に維持されますが、肉食動物の唾液・尿は酸性です。肉食動物の食事は酸性食品ですが、酸性食品はヒトにとって望ましいわけではありません。

酸性食品の摂取が多くなると血液が酸性に傾き、これを中和しようとして、骨からアルカリ性のカルシウムが奪われていきます。このため、酸性食品は骨粗しょう症の原因になるとも考えられています。

このように、体に欠かせない栄養素、そして、食べ物の消化や代謝に至るまで、現代人と肉食動物では、生理的に大きな隔たりがあり、とても「肉食に進化した」などとは言えないものです。むしろ、大昔の果食動物時代の生理のまま、肉食に対応していると言った方が正確ではないでしょうか。

チンパンジーやオランウータンは、果食動物として果物を主食にしながらも、少量の小動物は食べており、この程度の柔軟性はヒトにも与えられているのでしょう。このわずかな能力を用いて、大量の肉食に対応しようとしているのが現状かもしれません。そういう意味では、ヒトはこの200万年間、パンダと同じように、食性進化のジレンマに陥り続けているように思えます。

●1万年では短すぎる——穀物や乳製品への適応

ホモ・エレクトゥスの時代に〝超肉食〟を経験した後、ヒトはさらに雑食動物への進化を遂げたのだという考え方があります。実際、現代の人間は、まさになんでも食べる動物になっており、表面上は雑食動物であるかのように振る舞っています。表面的には超肉食から雑食へと移行していく過程で、生理的には本当に雑食動物に進化したのかが次の焦点になります。

農耕と牧畜の始まりは、約1万年前です。この頃から、穀物や乳製品の消費量が増えて、現代人がイメージする雑食に近い食生活に変わりました。しかし、1万年という期間は、進化・適応による身体的な変化を期待するにはあまりにも短すぎる期間です。もし、なんらかの変化が起きたとしても、それは、消化を助ける酵素のような目に見えないものだけでしょう。実際、目に見えないわずかな変化であれば、それは確かに起こっています。

現代人はＡＭＹ１（アルファ・アミラーゼ１）という遺伝子を、チンパンジーの約3倍も多く持っているため、チンパンジーよりも澱粉をうまく消化することができます。この遺伝子は、唾液腺の細胞にアミラーゼ酵素を作るように命令するもので、AMY1のコピーが多いほど、唾液中のアミラーゼ酵素が多くなります。アミラーゼ酵素によって、澱粉は麦芽糖に分解され、その麦芽糖は他の酵素によってさらにブドウ糖へと分解されていきます。

狩猟採集民よりも、日本人のような農耕民の方が、AMY1遺伝子を多く持っています。農耕民の方が、穀物や芋類を効率良く消化できるように進化しているのです。しかし、AMY1遺伝子の数は個人差があり、人によって澱粉消化能力は異なります。

たった1万年では、遺伝子の伝播が十分ではないのかもしれません。また、このわずかな遺伝子の変化を理由に、穀物食に適応したと言うには少し無理があります。

乳糖分解酵素であるラクターゼの産生についても、進化の跡が見られます。ラクターゼが産生されるのは、乳糖を単糖に分解するためですが、離乳後はその産生が終わるのが普通でした。しかし、牧畜民の中に、成人になってもラクターゼ産生を行うものが現れ始め、その遺伝子が集団内で拡散されていきました。離乳後、大人になっても乳製品を消化できるようになったのです。

しかし、この遺伝子も伝播が十分ではなく、農耕民であった日本人は、今も7割以上の人が乳糖不耐症であるとされています。

このように、穀物、芋類、乳製品に関して、消化酵素のレベルでは進化が見られるものの、その遺伝特性の伝播は十分ではないようです。雑食に進化したと言うには、1万年という期間は短すぎるように思えます。

●ヒトは〝加熱食〟動物に進化したか？

ヒトが火を用いて本格的に調理をするようになったのが、約50万年前であるとの見方があります。その頃の化石を調べてみても、生理構造上の変化は特に見られないようです。食べ物を加熱調理するのは人間だけですが、果たしてこの50万年で〝加熱食〟動物に進化を遂げたのでしょうか？

「調理こそがヒトの脳を進化させた」と熱心に主張する専門家もいます。『火の賜物――ヒトは料理で進化した』（依田卓巳訳、NTT出版、2010年）の著者である、霊長類学者のリチャード・ランガム博士です。

そう主張する理由が、食べ物の加熱調理により食べ物が咀嚼しやすくなり、味も改善して、消化されやすくなって栄養吸収効率も上がったから、というものです。

食べ物を加熱調理すると、柔らかくなって食べやすくなり、風味も良くなって美味しくなるのは事実です。しかし、栄養状態は確実に悪くなります。食べ物を加熱すると（果物、生野菜、動物性食品の場合）食物酵素が死滅してしまうため、消化は悪くなります。また、ビタミンやミネラルなどの各種栄養素も、加熱による損傷を受けるため、栄養価が落ちます。

ランガム博士は、現代人は、野生動物のように100%生の食事では1ヶ月も生きていけないと断言しています。これは、生菜食を実践している人たちにとっては、逆に興味深い主張です。

私は、果物と生野菜だけの100%生の食事を1ヶ月以上続けたことが何度もありますが、特に問題はありませんでした。ある一定ラインで体重が安定し続けるのが面白いところで、体が痩せ細って衰弱するようなことは全くありませんでした。ただ、私のようなローフーディストは現代社会では圧倒的な少数派ですから、博士がそのような主張をするのも無理はありません。

ランガム博士は、調理という行為のおかげで、栄養状態も改善して、それが脳の進化につながったと考えています。人類が進化の頂点に立ち圧倒的な存在となる上で欠かせない行為として、調理を基本的にはポジティブに捉えています。

しかし、最新の栄養学では、調理のネガティブな側面に焦点が当てられることが増えています。例えば、昨今、一般にも話題に上がるものとして、AGEと呼ばれる物質があります。

AGEとは、終末糖化産物(Advanced Glycation Endproducts)のことで、強い毒性を持ち、老化を進める原因物質と考えられています。カルボキシメチルリジン、ペントシジン、クロスリンなど100種類以上の物質が見つかっており、肌・血管・骨の老化、ガンや糖尿病など生活習慣病の発症、白内障やアルツハイマー病の促進など、さまざまな老化現象の原因となっていることがわかってきました。

AGEは、食べ物の中の糖質とタンパク質を同時に加熱することで発生します。食べ物を調理した後のこんがり焼き上がった茶色は、AGEが大量発生していることを意味しています。つまり、現代人が常食しているありとあらゆる加熱・加工食品にAGEが含まれているのです。ステーキ・焼き肉・ハンバーグなどの肉料理、天ぷら・唐揚げ・コロッケなどの油もの、ビスケット・ドーナツ・パンケーキなどの菓子類、ポテトチップス・フライドポテトなど芋を高温調理したもの、プロセスチーズなど乳製品を加熱処理したもの、目玉焼きなど卵を炒めたもの等、数えればきりがありません。

自然界においてこの50万年、ヒトだけが大量のAGEにさらされ続けています。この間、これらの毒物を無毒化できるように進化したのでしょうか？　とてもそうは思えません。

例えば、AGEの中でも最も悪玉と言われている「アクリルアミド」という毒物があります。国際ガン研究機関は、アクリルアミドを「ヒトに対しておそらく発ガン性がある物質（グループ2A）」に分類し、神経毒性、遺伝毒性、および発ガン性の恐れを指摘しています。

ヒトは、加熱調理をするようになってから一貫して、アクリルアミドの悪影響を受け続けています。それでも、アクリルアミドのような発ガン性物質の影響が本格的に現れるのは、40代以降の中年期であり、この頃には子育ても一通り終わっているため、種の存続という観点からは、致命的な影響はないものと考えられます。野生動物と比べると、生活習慣病が異様に多いという状態がずっと続いているだけで、種として絶滅にいたるわけではありません。

●現代人は果食動物の体のまま、追い越し車線をはみ出し続けている

本考察では食性の進化に焦点を当てましたが、200万年前から脳の容積が大きくなり続けていることは事実で、なぜこの期間に脳が大きくなったのかという疑問は依然として残ります。これに関して一言で言えば、よくわかりません。テーマが壮大過ぎて、本書で扱う範疇を超えています。

しかし、肉食や調理そのものが脳を大きくしたというよりは、それら行為を巡る社会的要素の方に、今後は関心が向けられるのではないでしょうか。人間の活動には、狩りをしたり料理をしたりすることよりも、もっと複雑な活動があります。言語を用いた抽象的な思考、絵画や音楽などの芸術表現、繊細で複雑な感情のやりとり、などです。これらに言及することなく、脳の進化に深い理解が得られることはないでしょう。

私が最も興味を持っていることは、ヒトが何から何へ進化したということよりも、ヒトはどこまで果食動物であり続けているかということです。

ヒトの食生活は、特に1万年前から大きく変化しており、ここ数百年においては変化が急激になっています。数百年前から油による超高温調理が始まり、100年前からは砂糖や精製穀物も普及し始め、ヒトは他のどの動物も口にしないであろう食べ物を常食するようになってい

ます。そして今、揚げ物・砂糖・精製穀物のどれもが健康を害する食品として熱心に議論されているところです。食の変化が急激過ぎて、遺伝子の変化がそれに追いついていないのは明らかです。現代人は、果食動物の体のままに、追い越し車線をはみ出し続けている……そんなイメージを抱いています。

実はこの考察は、次節につなげるための布石でもあります。この考察の後に出てくる更なる疑問、それは「現代人が主食にしている穀物は本当に主食に値しないのか」というものです。

3　穀物と鳥類の神秘

穀物食に適した動物はヒトではありません。鳥類です。鳥の食性はバラエティに富んでいて、穀物食、果実食、蜜食、肉食、虫食、雑食などさまざまな食性の鳥がいますが、多くの鳥は穀物を生で食べることができます。中でも、インコ、オウム、ハトは穀物食の鳥です。インコやオウムをペットとして飼っている方は、主食に穀物を与えて、副食に野菜を与えているかと思います。ニワトリは雑食の傾向が強いものの、家畜に与えられる配合飼料は、大麦、小麦、トウモロコシ、玄米などの穀物が主体になっています。

インコやハトなどの穀物食の鳥類が穀物を生で食べることができるのは、当たり前のようで実は驚くべきことです。加熱して穀物のデンプンを変性させなければ穀物を食べることができ

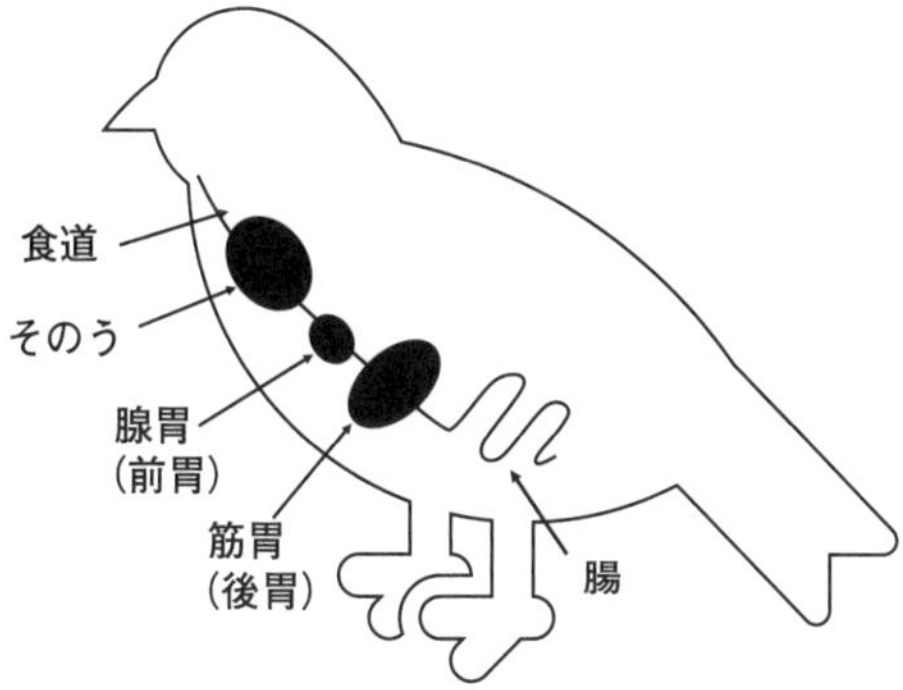

ない私たち人間からすると、鳥類が穀物を消化する工程は神秘的ですらあります。子供の頃、ご飯はよく噛んで食べるようにと大人から教わったものですが、鳥には歯がありません。一体どのようにして穀物を消化しているのでしょう。まずは、鳥の消化器官を簡単にスケッチしてみます。

鳥によって食べられた穀物は、まず鳥の喉元にあるそのう（素嚢）という袋に溜め込まれ、約12時間滞留することになります。この間、そのうの中は一定の温度・湿度に保たれて、穀物の酵素抑制物質が解放され、発芽のプロセスを開始します（酵素抑制物質が解放されるまでは自動的に発芽しないように制御されています）。そして、デンプン分解酵素であるアミラーゼの活性が高まり、デンプンが部分的に分解され、消化しやすい状態に変わります。

この段階になってはじめて、穀物は胃に送られることになります。そのうによって、食べ物自身が持っている酵素をうまく働かせて食べ物の事前消化を行っているのです。この事前消化によって、鳥自身が分泌する消化酵素は少なくて済みます。

　鳥類の胃は2つに分かれていて、腺胃と呼ばれる前胃と、筋胃と呼ばれる後胃からなります。そのうで柔らかくなった穀物は、次の腺胃に送られ、そこでは胃酸と消化酵素が分泌され、さらに消化が進みます。その後は筋胃に送られます。筋胃は厚い筋肉で覆われていて、これが収縮することで穀物がすりつぶされます。筋胃には砂や小石も含まれていて、これらも穀物を砕くのに役立っています。

　筋胃は哺乳類で言うところの「歯」の役割を果たしていて、ここで食べ物の物理的な粉砕が行われます。鳥類のくちばしには歯がありませんが、その代わりに、後胃が歯として機能しているのです。筋胃は、食用では砂肝と呼ばれ、コリコリして美味しいと一部では好まれている部位です。粉砕された穀物は腸に送られて、さらなる消化と栄養素の吸収が行われます。

　このように穀物食の鳥類は、そのうで穀物自身が持っている酵素を働かせることで、生の穀物を上手に消化していることがわかります。興味深いことは、加熱した穀物を鳥に与えると、そのう炎という病気になりやすいという点です。炊飯したご飯、茹でた麺、パンなどを鳥に与えると、そのうの中で食べ物が腐敗して、そのうが炎症を起こしてしまうのです。穀物を加熱すると穀物の酵素が死んでしまうため、穀物は発芽のプロセスを開始することができません。よって、穀物の事前消化は行われないまま、ただ長時間そのうに滞留することになり、食べ物の腐敗を招きます。これを見ても、鳥類は穀物を生のまま消化するのに適した消化器官を備えていることがわかります。

また、ニワトリの膵液には、野生のネコと比べた場合、アミラーゼ酵素（デンプン分解酵素）が800倍も多く含まれていることが分かっています。鳥類は複数種類のデンプン分解酵素を持っていますが、ヒトが分泌するデンプン分解酵素はプチアリンの一種類のみです。ヒトが唾液に分泌するプチアリンはそこまで強力ではないし、量も限られています。ヒトの唾液中のデンプン分解酵素は、穀物を消化するためにあるというよりは、熟していない果物を分解するためにあると考えた方が都合がよいのです。

●栄養面から見た4つの問題点

栄養面から見ても、穀物には次に挙げる問題点があります。

①穀物を主食にする限り「バランスのとれた食事」に気を配る必要がある

穀物は、ビタミンA・ビタミンB・ビタミンCが著しく不足しているため、穀物を〝主食にし過ぎ〟た場合、ビタミン欠乏症を引き起こす恐れがあります。

日本では、明治時代や大正時代に脚気が流行し、脚気は「国民病」とまで呼ばれていました。脚気の原因は、ビタミンB_1（チアミン）の欠乏でした。食事に占める白米の割合が高く、副食を十分に摂取していなかったため、ビタミンB_1不足に陥っていたのです。ビタミンB_1は、エネルギーの代謝に不可欠な栄養素で、不足すると中枢神経や末梢神経が冒され、歩行困難や心不全につながることもあります。

ビタミンCの不足によりコラーゲンがうまく合成されず、毛細血管がもろくなり、全身のあらゆる組織から出血するようになる壊血病が引き起こされるのは、前述した通りです。

トウモロコシを主食にしている中南米では、かつてペラグラと呼ばれるビタミン欠乏症が頻発しました。ペラグラの原因はナイアシン（ビタミンB_3）の不足であり、皮膚炎を伴うさまざまな消化器症状・神経症状を引き起こします。20世紀初頭の米国では、毎年10万人がペラグラで死亡しました。

このように、穀物は一部のビタミンが著しく不足しているため、穀物ばかり食べているとビタミン欠乏症を引き起こします。20世紀前半に、これらの病気の原因が科学的に特定されてからは、「栄養のバランス」が叫ばれるようになりました。特に戦後の日本では、バランスよく栄養を摂取することの重要性が教育課程でも強調されるようになりましたが、これは穀物を主食にしていることとも関係があるのです。穀物を主食にする限り、「バランスのとれた食事」に気を配る必要があります。

②穀物は酸性食品である

穀物は、体内で酸を形成する酸性食品です。穀物は酸の元になるミネラルであるリンを多く含んでいます。健康な人の体液は、pH値約7・4の弱アルカリ性に保たれています。穀物を食べると、その酸を中和するために、強力なアルカリ性のミネラルであるカルシウムが骨から奪われていきます。その結果、骨のカルシウム量が減るため、骨粗しょう症の原因になるとも考えられています。

穀物は、カルシウムやナトリウムなどのアルカリ性ミネラルの含有量が少なく、カロリーあたりで計算した場合、果物や野菜の10分の1～100分の1程度しかアルカリ性ミネラルを含んでいません。人の体液は、常に弱アルカリ性になるように均衡が保たれていますが、この均衡を余計に乱さないのは、アルカリ性食品である果物や野菜です。

最近の傾向として少し気になるのが、ほとんど穀物と肉類だけしか入っていないお弁当をよく見かけることです。焼き肉弁当やウインナー弁当といったメニューで、ご飯の上に、本当に焼き肉やウインナーしかのっていないのです。穀物も肉類も酸性食品であり、果物や野菜などのアルカリ性食品が一切含まれておらず、ビタミンCをはじめとする一部の必須ビタミンも著しく不足しています。

③フィチン酸の強力なキレート作用が、ミネラル欠乏を引き起こす

フィチン酸とは、穀物や豆類の胚芽部分に多く含まれている天然成分です。フィチン酸は強力なキレート作用を持っているため、鉄分や亜鉛などのミネラルを吸着して体外に排出してし

まいます。

フィチン酸によるミネラル欠乏が知られるようになったのは比較的最近のことで、1960年代に行われた「小人症」の調査・研究がきっかけでした。小人症とは、イランやエジプトなどの中東地域で多く見られた風土病です。小人症の患者たちは、成人しても明らかに子供にしか見えず、明らかな発育不全を示していました。調査の結果、未発酵の全粒小麦のパンを常食していたことが原因であることが判明しました。発酵させたパンは、フィチン酸がある程度分解されていますが、未発酵のパンは、ミネラル阻害要因であるフィチン酸が多く残っており、それが重度の亜鉛欠乏を引き起こしていたのです。

また、フィチン酸は鉄分も吸着するため、鉄欠乏性貧血の原因にもなります。穀物や豆類を主体にしている菜食主義者は、フィチン酸によるミネラル阻害があるため、通常よりも鉄分や亜鉛を多く摂取する必要があります。もし、穀物を食べるのであれば発芽玄米を選び、大豆は味噌や納豆などの発酵食品を選ぶと、フィチン酸の害は防げます。種子類は、自身の成長に必要なリンやミネラルをフィチン酸と結合させる形で貯蔵しています。発芽時にフィターゼという酵素が誘導されてフィチンが分解され、成長に必要なリンやミネラルが利用されます。ですから、穀物は一度発芽の過程を経ている方がよいのです。大豆に含まれるフィチン酸も、発酵の過程で分解されることがわかっています。

亜鉛と鉄分は、人体に最も多く存在する金属元素であり、生命の維持・発達に欠かせない必須ミネラルです。体内で合成することはできませんから、常に食物から摂取しなくてはなりません。にもかかわらず、穀物は、亜鉛と鉄分の阻害要因であるフィチン酸を多く含んでいるのです。主食にするには心もとない部分があります。

④穀物の複合炭水化物の消化が、体内酵素の消耗を招く

穀物に含まれる炭水化物は、複合炭水化物です。複合炭水化物を栄養素として利用するには、デンプン分解酵素のアミラーゼを分泌して、複合炭水化物を、単糖類であるブドウ糖にまで分解しなければなりません。これに対して果物は、熟した段階で既に単糖のグルコースとフルクトースにまで分解されているので、さらなる消化をせずにそのまま栄養素として利用することができます。

複合炭水化物の分解には莫大なエネルギーが必要で、膵臓の肥大と体内酵素の消耗を招きます。人間が一生のうちに使うことのできる体内酵素の量には限りがあり、体内酵素の消耗は、早すぎる老化、各種生活習慣病の原因になります。穀物食の鳥類は、そのうによる事前消化という過程を経て、自身の消化酵素を浪費せずにうまく穀物を消化しています。人間は穀物を加熱してから食べるので、この事前消化のメリットを得ることができず、自身の消化酵素だけで穀物の複合炭水化物を処理しなければならないのです。

以上4点を考慮してみても、穀物は、本当に主食に値する食品なのか疑わしい部分が多いのです。穀物は鳥類の食物であって、ヒトの食性には適合しないという考え方自体は目新しいものではなく、20世紀にもそのような主張をする科学者はいました。しかし、その声はあまり大きいものにはなりませんでした。その理由として、各国において穀物は主食として大きな地位を獲得し、国民のアイデンティティと強く結びついていたので、穀物に否定的な主張は受け入れられにくかったということが考えられます。

日本も同じで、米食文化は日本人のアイデンティティと強い結びつきを持っています。しかし、21世紀になって潮目が変わり始めました。糖質制限食、ローカーボ・ダイエット、原始人ダイエット、グルテンフリーなどの穀物を重視しないダイエットが次々と世界中で流行するようになりました。これに伴って、穀物の負の側面に焦点を当てた研究も増加傾向にあります。糖尿病の増加が世界的な問題となる中、この流れは今後も続きそうです。

●穀物が人類の食生活を支配した3つの理由

仮に穀物がヒトの食性に適していないとしても、現実の世界では穀物が主食として圧倒的な地位を確立しているのは事実です。しかも、日本だけでなく世界中でそうなのです。食糧問題で真っ先に議題に上がるのが、主食となる穀物をいかに確保するかということです。穀物が人類の食生活を支配するようになった理由を確認しておきたいと思います。主に3つの理由があります。

まずは、保存に便利で長期間保存できること。

次に、エネルギー価に優れ、炭水化物のカロリーをしっかり与えてくれること。

そして、最後が一番重要ですが、「塩味と組み合わせると急に美味しくなること」です。例えば、ご飯は、塩味のおかずがなくて何も味付けされていなかったら、パサパサしてあまり美味しくないはずです。これが塩味で味付けしたとたん、急に美味しくなるのです。穀物の栽培が本格的に始まったのは約1万年前ですが、加熱して柔らかくなった穀物のモチモチした食感に塩味を加えると美味しくなる、ということを人類は知ってしまったのです。

自然界の動物でこのような食べ方をしている動物はいません。穀物を主食にしている穀物食の鳥類でさえそうです。人類は1万年前に、加熱穀物と塩味の組み合わせが美味しいことを知ってから、この組み合わせにはまり続けています。

フルータリアンの立場から現代のグルメを眺めたとき、ほとんどがこの「加熱穀物＋塩味」をベースにしていることに気づきます。日常生活でそれを感じるのは、ショッピングモールのフードコートに入ったときです。うどん・そば・ラーメン・パスタなどの麺類、たこ焼き・お好み焼きなどの粉もの料理、親子丼・カツ丼・牛丼などの丼ものといったほとんどの料理が、「加熱穀物＋塩味」をベースにしているのです。これらの料理をすべて一緒にしてしまうのは、グルメ通には暴挙に映るのかもしれませんが、少なくともフルータリアンから見れば、すべて

「加熱穀物＋塩味」です。

これらの穀物料理の問題点は美味しすぎることです。やめることが難しく常習性があります。ですから、フルータリアンを目指す際には、穀物断ちはもっとも難しいチャレンジの一つとなるのです。

●現代人にとってフルータリアンの実践原理はシンプルである

現代人にとってフルータリアンの実践原理は意外にもシンプルなものです。それは、穀物を減らして果物を増やすこと、です。

600万年におよぶ人類の歴史のうち、ごく最近の1万年に起きた「穀物依存」から体を解放してあげるのです。これは「加熱調理により酵素が破壊された酸性食品」から「生きた酵素を豊富に含むアルカリ性食品」への代替を意味しています。その過程で、「加熱穀物＋塩味」が美味しすぎること、そうであるがゆえに「加熱穀物＋塩味」が現代のグルメを支配していること、そして、穀物には常習性があること、を確認していただきたいと思います。わかりやすい体の変化としては、便秘の解消、便の臭いの低減、体重の減少を体験するでしょう。

昨今一部で流行している糖質制限食についてですが、血糖値の改善や体重の減少において、確かに改善をもたらしている事例もあります。それは、ここで言う「穀物依存」から一時的に解放されたからです。しかし、その代替として動物性食品を大量に摂取し続けるリスクについては、別途考慮する必要があります。食物連鎖の上位に位置するため汚染を濃縮しやすいこと、食物繊維が少なく腸内環境の悪化を招くこと、動脈硬化や心血管疾患につながるおそれがあること、ホルモン剤や抗生物質が投与されていること、などがリスクとして考えられます。

●昆虫食からも遠い

最後に、最近よく話題になる昆虫食について、食性の観点から補足しておきたいと思います。果物を主食にしている霊長類は、虫を比較的よく食べる種と、虫はあまり食べずに葉っぱを多く食べる種の2種類に分類することができます。

霊長類の食性と体重の関係を調べた研究によると、食性は体の大きさと密接な関係があることがわかっています。体格が小さい種ほど、果実以外の食物が虫食に傾いており、逆に、体格が大きいほど葉食の度合いが高いという傾向があります。この法則は霊長類の研究者にとって、常識となっています。

体重が50〜80kgのオランウータン、体重が80〜200kgのゴリラのように、大型の霊長類ほど、虫食が少なくなり、葉食の傾向が強くなります。ヒトも大型の霊長類です。よって、ヒトも葉食に傾いており、虫食の食性からは離れていると考えられます。

栄養面の問題として、昆虫食はプリン体の含有量が多すぎることが指摘されています。プリン体の最終代謝産物は尿酸ですが、ヒトや類人猿は、尿酸を分解するためのウリカーゼという酵素を持っていません。そして、血液中の尿酸値が高くなると、痛風を引き起こします。

第3章　20世紀に学ぶ

体格の完成度と病気に無縁なことでは無類の人類の標本ともいえる。

私がいうのは、インドの最北端にあるフンザ王国の人々のことである。

ここの人たちの寿命は並外れて長く、私が医療に携わった7年間で関わったものは、事故による怪我、老人性白内障、瞼の形成手術とか、食事とは全く関係のない治療ばかりだった。

イギリスの医師　ロバート・マッカリソン（1878〜1960）
（インド軍の軍医として医療研究に従事）

1　世界一の長寿民族は燃料の乏しい地域に住んでいた

●ますます想像力の狭まる世界へ

21世紀前半も折り返し地点に差し掛かり、健康的な食生活に対する想像力がますます失われつつあることを実感しています。身近には、ダイエットや健康に関する情報があふれかえっているように見えますが、現実には想像力を失っているのです。その理由の一つとして、世界中で人々の食生活が画一化し、互いに似通った食事をするようになってきているということがあります。

これはデータでも確かめられていて、国際農業研究協議グループ（CGIAR）は、1961年から2009年までの50年間にわたって、北米・南米・ヨーロッパ・中東・アフリカ・アジア・オセアニアの世界中の国々で、食生活の変化を追跡調査しています。その結果、ほとんどすべての国で、時間とともに、食生活が他国に類似してきているということがわかりました。この類似度は、「他国との食生活の類似度（1961〜2009）」というデータで表されていますが、「全体では、他国との食生活の類似度が平均で36％高まった」と結論づけられています。

これは、世界中で食生活の画一化が進み、伝統的な食文化が失われていることを意味します。

世界的な傾向としては、小麦、コメ、トウモロコシ、砂糖、油糧作物、動物性食品の消費量が増えて、雑穀類、ライ麦、キャッサバやヤムイモといったイモ類の消費量が減っていました。

また、食生活の画一化がグローバルに進んだ結果、現在、長寿民族の食文化が世界中で消滅しかけています。このことも、現代人の想像力の低下に拍車をかけています。

20世紀には、外部からの影響を受けずに伝統的な食文化を続けているために、驚くほど健康的で長寿の民族がいました。しかし20世紀後半、外部から現代的な食品がもたらされるようになり、長寿民族の短命化が始まりました。最終的には、長寿の食文化自体が消えてしまうのではないかと危惧されていましたが、今、それが現実になろうとしています。それに相まって、フィールドワークをベースにした長寿研究も少なくなっています。現代でも、ブルーゾーンと呼ばれる長寿地域の調査もあったりはしますが、そのような地域の食生活も、昔に比べると〝ジャンク〟になっています。

長寿民族の近くにはいつも、その健康の秘密を解き明かそうとする医師がいました。このような医師は、「病気とは何か」よりも「真の健康とは何か」について強い関心を抱いていた人たちです。彼らのおかげで、大衆は「真の健康」について想像を膨らませることができました。長寿文化が世界中から消えようとしている今、それを研究する医師もいなくなり、「真の健康とは何か」に対する想像力がますます失われようとしています。

第3章のタイトルは「20世紀に学ぶ」です。20世紀に学ぶ理由は、失われつつある想像力を取り戻すためです。栄養学の書籍には最新の研究などを紹介するものが多いのですが、それと同じくらい大事なことは、20世紀の重要な研究や発見から学ぶことです。

書店に足を運んでみると、「最新の科学的エビデンスに基づいた～」「最先端医学が証明する～」など、情報が最先端であることを強調するタイトルが目立ちます。あたかも、それが読者の興味を惹きつける魔法の言葉のようです。最新の研究というのはよく話題になりやすいことなので、ニュース記事にも取り上げられやすいし、ネット検索でも上位に表示されやすい情報です。むしろ重要なことは、そのような情報の洪水にさらされたときに、表面的な情報に踊らされずに、物事の本質を見抜く目をもてるかということです。そのためにも、本書では全編にわたって「20世紀に学ぶ」という姿勢を貫くように心掛けました。

●世界三大長寿地域

20世紀における世界三大長寿地域とは、ロシアのアブハジア、エクアドルのビルカバンバ、パキスタンのフンザのことです。西洋の研究者たちがこれらの長寿民族を知って驚いたのが、長寿であることに加えて、ガン・心臓病・糖尿病などの生活習慣病が極めて少なかったことです。

これら長寿民族の老後は、病気知らずで活力に溢れており、薬や医療に依存しがちで常に病気と隣り合わせの先進諸国の老後とは完全に対を成していました。最初は懐疑的だった研究者たちも、長寿民族の健康状態を知るにつれて、その素晴らしさを熱心に語り出さずにはいられませんでした。その興奮の裏にあるのは、生活習慣病や退化病がほとんど存在しない世界は実現可能なのだという新たな気づきでした。

平均寿命の世界ランキングにおいて日本やスイスなどの先進諸国が上位を独占している状況がある中で、なぜこれらの長寿民族が熱心な研究対象になっていたのか不思議に思う人もいるかもしれませんが、そこには統計上のからくりがあることにも注意しなければなりません。

日本は、新生児死亡率および乳児死亡率が世界最低水準であるため、それが原因で平均寿命が押し上げられています。本来は平均寿命まで生きる予定の人が、新生児・乳児の段階で亡くなってしまうわけですから、当然、新生児死亡率・乳児死亡率は平均寿命の統計に大きな影響を与えます。また、日本は他国に比べて経済的な格差が少なく、特に、健康を害するほどの深刻な貧困が少ないということもあります。

世界三大長寿民族は、これら統計データの表面には現れない少数の例外的存在でしたが、生活習慣病や退化病が圧倒的に少ないのは明らかであり、先進諸国の研究者の度肝を抜いてきたのです。

世界的な環境活動家、ジョン・ロビンズは自著『一〇〇歳まで元気に生きる!』の中で、三大長寿民族の食生活に共通する特徴に注目し、次の表のようにまとめています。

	アブハジア	ビルカバンバ	フンザ
炭水化物由来の摂取カロリー	69%	74%	73%
脂質由来の摂取カロリー	18%	15%	17%
タンパク質由来の摂取カロリー	13%	11%	10%
一日の総摂取カロリー	1800	1700	1800
植物性食品の割合	90%	99%	99%
動物性食品の割合	10%	1%	1%
塩分摂取量	少ない	少ない	少ない
砂糖摂取量	0	0	0
加工食品摂取量	0	0	0
肥満率	0	0	0

出典：ジョン・ロビンズ著『100歳まで元気に生きる！』アスペクト、2006年、74〜75ページ

まず注目するべき点は、摂取カロリーの内訳です。三民族とも内訳がよく似ていて、平均すると炭水化物から約72％、脂質から約16％、タンパク質から約12％のカロリーを摂取しています。典型的な食事をしているアメリカ人の場合は、炭水化物から42％、脂質から42％、タンパク質から16％で、脂質からのカロリー摂取が多くなっています。三大民族の食事は、脂質からのカロリー摂取が少なく、結果的に一日の総摂取カロリーも２０００キロカロリー以下に抑えられています。

次に、食事に占める植物性食品の割合が圧倒的に高かったということがあります。植物性食品の割合が99％で動物性食品の割合が１％の場合、動物性食品の摂取量は1週間あたりで計算しても、手のひらにのる程度の量です。

また、砂糖や加工食品を食べていないことも特徴です。そもそも、砂糖を精製する技術や各種の

食品加工技術を持ち合わせていなかったので、当然のことでした。

　このような特徴もあって、肥満率はゼロであり、文明社会では信じられないような水準でした。


　三大長寿民族の中でも、世界一の長寿民族と言われていたのがフンザ人です。パキスタン北部、7000メートル級の高山に囲まれ「世界最後の桃源郷」と呼ばれる秘境にフンザ人は暮らしていました。肥満になる人はおらず、生活習慣病とも無縁で、犯罪や非行も皆無でした。肉体的にも精神的にも健康的な人が多く、病院も刑務所も存在していませんでした。老人たちは若者たちと同じように労働に励み、100歳を過ぎてから子供を得ることも珍しいことではありませんでした。

　インド軍の軍医として医療研究に従事したイギリス人の医師、ロバート・マッカリソンは、1904~1911年のギルギット管理区での任務において、フンザ人の健康状態を観察しています。帰国後の講演では、フンザ人のことを思い出して次のように話しています。

「私がこの人たちと関わったあいだ、一人として消化不良の無力症、胃や十二指腸の潰瘍、盲腸炎、大腸炎、癌を患った人がいなかった。……神経ストレスによる腹部過敏症、疲労、不安症、風邪はこの人たちには無縁だった。腹部の存在感は、空腹感だけだった。じつに彼らの胃腸の丈夫さは、私がヨーロッパに戻ってから特にそう感じるのだが、高度に文明化した社会の胃弱や結腸の病気との著しい対照をなしていた」

フンザ人はいったいどのような食生活を送っていたのでしょうか。今から約90年前、1930年代に行われたフンザ人の食生活調査（『健康の輪――病気知らずのフンザの食と農』G・T・レンチ、日本有機農業研究会）を参考にしながら、6つのポイントにまとめたいと思います。

●フンザ人の食生活6つのポイント

①食事に占める動物性食品の割合はわずか1%

日常的には肉を食べず、特別な日のお祝い事などの際に肉が振る舞われる。肉を食べる頻度は、1週間に一度程度。社会的地位によっては、1ヶ月に一度しか肉を食べない者もいる。

牧草地に適した土地がないので、畜産自体が難しい。

肉以外では、家畜の乳から作った発酵ミルクが飲まれている。鶏は農地を荒らすため、飼われていない。よって、卵は食べない。

食べている動物性食品は肉と乳製品であるが、食事に占める割合はわずか1%である。これら極少量の動物性食品がフンザ人の栄養状態にどのような影響を及ぼしているかは不明。ビタミンB_{12}の補給源であるとの見方もあるが、それにしてはあまりにも少なすぎる量である。

②食事の99%が植物性食品

小麦、大麦、エン麦などの穀類を食べる。穀物の大部分が粉になるように挽き、塩と混ぜて、全粒粉のパン「チャパティパン」を作って食べる。チャパティパンには、ヒヨコ豆やグリーンピースなどが混ぜられることもある。この全粒粉のパンが、フンザ人の健康に大きく貢献していたと考える研究者は多い。

さまざまな葉物野菜、根菜類が食べられている。果物もよく食べられている。ヒヨコ豆などの豆類もよく食べられている。じゃがいもなど芋類は、1890年代に外部からもたらされて初めて栽培されるようになった。ブドウで作ったワインも飲まれている。米は食べない。お茶は飲まない。

③砂糖、精製された穀物、加工食品を食べない

砂糖は食べない。そもそも精製する技術を持ち合わせていない。

精白小麦粉などの精製された穀物は食べない。穀物はいつも全粒粉の状態で食べられる。現代人が常食している加工食品類、つまり、砂糖・精白小麦・油脂類などを用いて加工された食品類を食べない。

④燃料が乏しいがゆえに、生食率が非常に高い

燃料に乏しいという理由で、野菜の大半は生で食べられ、豆類も発芽させてから食べる。野菜を蒸すこともあるが、少量の水で蒸し、野菜自身の水分も活かすようにして蒸す。野菜の煮

汁は捨てずに、食される。

「野菜は、特に燃料が乏しいという理由で、生で食べられる場合は生で食べている。彼らは、生の若いトウモロコシ、若葉、人参、カブが好物で、豆類は、まるで鮮度を崇拝するかのように、発芽させて食べたり、双葉（first green）を食べたりする」（『健康の輪』１４１ページより）

⑤果物が豊富で、家畜や犬さえも果物を食べている

アプリコット（あんず）、メロン、桃、ナシ、プラム、ブドウ、イチジクなど果物が豊富に採れる。フンザ人にとって果物は主食とも言える。

「フンザの食事の大きな特徴は、果物を食べる量が多く、夏には新鮮な物を、他の季節は乾燥した物を、それだけで食べたり小麦のケーキに入れて摂ることだ。フンザにはたくさん果物があり、家畜でさえ、果物食になっており、ロバ、牛、山羊が、落ちた桑の実を食べている。犬も果物を食べていて……」（『健康の輪』31ページより）

⑥主な保存食はドライフルーツ

フンザでは、ドライフルーツが主な保存食である。特に、アプリコットを大量に天日干しにして、秋・冬に備える。食料に乏しい冬には、このアプリコットだけで一日を過ごすこともあった。

食糧自給という観点からは危険な状態だが、これが小食効果とデトックス効果をもたらし、

長寿につながったとの見方もある。

※現在でも、フンザの天日干しアプリコットを購入することができます。酸味と甘味のバランスがちょうど良くて、飽きない感じです。私は、普段ドライフルーツをあまり食べないのですが、長時間の移動を伴う旅行やイベント事などの際には、前もって大量のドライフルーツを用意しておくことがあります。

●道路が建設された途端、短命化が始まった

フンザには肥満の人は全くいませんでした。現代人は、肥満率ゼロの社会集団を想像することができるでしょうか？　もし、そのような社会集団が現実に存在したら、総じてネガティブな反応を示すはずです。

「みんな痩せていて、栄養が足りていないのではないか」

「きっと早死にが多いのだろう」

「細身の老人が多く、特にフレイル（虚弱）が心配だ」

中には、専門家の研究を持ち出してきて「小太りぐらいがちょうど健康に良いのだ」という人もいるでしょう。そして、その専門家自身が太っていることも珍しくないでしょう。

しかし、現代人が絶対に忘れてはならないことは、フンザの世界に近代食が流入し始めた途端、短命化が始まったということです。

1970年代、パキスタン政府によって外部につながる道路が大々的に建設され、フンザの若者を中心にして、缶詰食品、菓子類、精白小麦粉食品などが知られるようになりました。これらの食品が当たり前になるほど、それまでには見られなかった病気が現れるようになりました。

何百年もの間続いてきた長寿文化が、驚くほど速く変容を遂げていくのは悲しいものがあります。若い世代ほど伝統的な食生活を捨て去っています。そして、何よりも悲しい現実は、親よりも先に子や孫が亡くなってしまう「逆さ仏」が多く起こってしまったことです。この「逆さ仏」は、今、沖縄で現実に起こっていることです（沖縄も20世紀に世界的な長寿地域として知られていました）。

●プラス思考じゃなくたっていい、孤独でもいい、でも体は正直

長寿研究の中には、「前向きでプラス思考であること」「コミュニティに属していて孤独ではないこと」などの心理的要素に重きを置く研究も多くあります。しかし、私はこれらの心理的要素が健康・長寿にもたらす効果はかなり小さいと思っています。

驚くほどプラス思考で勇敢な精神の持ち主でありながら、若くしてガンなどで亡くならざるを得なかった人々を現代社会は嫌というほど目撃しています。また、多くの人に愛されて孤独とは無縁でありながら、病に倒れてしまう人は後を絶ちません。

「プラス思考であること」を強調し過ぎて問題になることは、影のある芸術家タイプの人格が排除されてしまうことです。芸術家など、才能のある人ほど、光と影の両面を持ち合わせているものです。また「孤独ではないこと」を強調し過ぎると、孤独と向き合って内的に成長するチャンスが失われてしまうこともあります。何か大きなことを成し遂げる人ほど、孤独な時間を大切にしているものです。

どのような心持ちでいるにせよ、体がいつも資本になります。体だけは驚くほど正直に日々の食事から影響を受けています。フンザの長寿研究が示していることは、生涯健康であり続けるためには、日々の食生活がいかに重要かということです。

最後に、フンザ人が世界一の長寿民族であった理由を次のようにまとめたいと思います。

○独自の有機農業を発達させ、果物・野菜・豆類・穀物に恵まれた。
○食事に占める植物性食品の割合は99%である。
○砂糖や精製された穀物は食べず、いわゆる現代的な加工食品は存在しない。
○燃料が乏しいがゆえに、生食に頼ることが多かった。
○野菜は生で食べることが多く、豆類は発芽させてから食べる。
○果物も、そのまま食べるか、天日干しにして食べるかで、調理されることはなかった。
○豊富な植物性食品に恵まれながら燃料に乏しいという希有な環境に住んでいたこと、そして、外部から閉ざされていたため現代的な加工食品が流入しなかったこと、この2つの要素がフンザ人を世界一の長寿民族にした。

2　不老水の研究の果てに

フンザ人の圧倒的な健康の秘密は、彼らの食生活にあり、特に、果物、生野菜、発芽させた豆類などの生ものを多く摂取していたことが、世界一の長寿をもたらしたというのが私の考えです。しかし、食生活よりもむしろ、フンザ人が日常的に摂取していた水こそが長寿の一番の要因であったと考える科学者も多くいました。一番有名なのが、米国の天才科学者、パトリック・フラナガン博士（1944〜2019）です。

フラナガン博士は、世界中から注目を集め続けた著名な科学者・研究者であり、300を超える発明品を開発した独創的な発明家でもありました。博士は子供の頃から類まれな才能を発揮し、科学・電子工学分野の神童のような存在でした。わずか11歳の時に「誘導ミサイル探知機」を発明し、その特許権を米国政府に売却しています。これは、ミサイルを発射したときなどに生じる異常な超低周波を検知するためのもので、後に「パトリオット・ミサイル」の礎になったともいわれています。

14歳の時には、「ニューロフォン」と呼ばれる電子聴覚装置を発明しています。これは、皮膚を通じて音を直接脳に伝えるもので、聴覚を失った人のための補聴器でした。聴覚障害者の協力を得て行われた聴覚実験の成功が国際的な記事になり、世界的な関心を呼びました。しかし、この発明も最終的には米国政府の管理下に置かれることになりました。

19歳で、NASAのジェミニ宇宙船のコンピュータ・システムの開発作業に参画し、23歳の時には、アメリカ海軍において、ヒトの言語をイルカのことばに翻訳するコンピュータ「ヒト・イルカ通信プログラム」を設計しました。その後は、個人的な研究作業に移行し、独創的で先進的な研究・発明で、世界中から注目され続けました。

そんな博士にとって、長期的で大きなプロジェクトになったのが、フンザの不老水の研究でした。

●低い表面張力と高いゼータ電位

フンザの人々が日常的に飲用していたのは「氷河乳」と呼ばれる、白濁した氷河水でした。これは、古代の氷河から溶け出した水が、特別な鉱床を通って湧き出たものです。フンザの人々は、自分たちが健康でいられるのは、この氷河水の濁りの成分であるミネラルのおかげであると考えていました。

フラナガン博士は、20年を超える分析と研究を経て、フンザ水を不老水たらしめる2つの特性を特定することに成功しました。その特性とは、「低い表面張力」と「高いゼータ電位」で

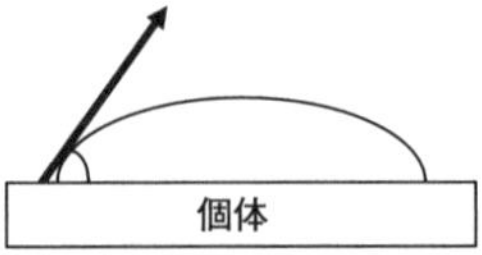

濡れやすい
表面張力が低い

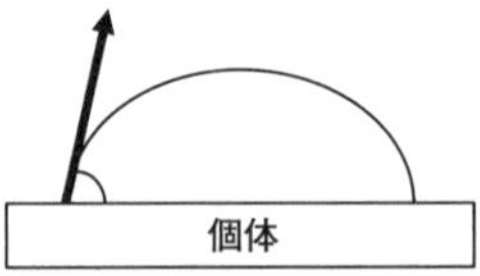

濡れにくい
表面張力が高い

した。表面張力が低ければ低いほど、そして、ゼータ電位が高ければ高いほど、その水の健康効果が高くなる、という結論にたどり着いたのです。

これは一体どういうことでしょうか。まずは「低い表面張力」という特性について見てみたいと思います。水の表面張力とは、水分子同士がお互いに引っ張り合って小さくまとまろうとすることで、水の表面積をできるだけ小さくしようとする働きのことです。一般的な水道水の表面張力は約73ダインです（ダインは、単位面積あたりの表面エネルギーを表す単位）。それに対して、フンザ水は58ダインでした。表面張力の低さは、その液体の「濡れやすさ」に関係しています。濡れやすい水と濡れにくい水を、図で比較してみたいと思います。

この図は、水がある固体粒子に接触して、その固体粒子を濡らそうとしているところです。表面張力の高い水ほど球状にまとまろうとするので、固体粒子が濡れにくくなります。この濡れやすさは、水と固体粒子との間に生じる接触角で決まります。

また、どんな固体にも、それを濡らすために必要な臨界の表面張力があります。その臨界値を下回る表面張力をもつ液体であれば、例外なくその固体を濡らすことができます。少しわかりにくいので、具体的な事例で考えてみます。

例えば、ジャガイモをすりつぶしてマッシュドポテトをつくる場合、加える水の温度が低いと、小さなかたまりが出来てしまって、うまく混じり合わないことがあります。しかし、水の温度を上げて、熱いお湯を使ってマッシュすると、きれいなマッシュドポテトが出来上がります。これは、水の温度が上がって、水の表面張力が下がったためです。通常の水道水の表面張力は73ダインですが、これを沸騰させると60ダインまで下がります。

お茶やコーヒーを抽出するときや、衣服などの汚れを落とすときも同じです。表面張力の低いお湯を使った方が、お茶やコーヒーの成分をよく抽出できるし、衣服の汚れも落ちやすくなります。これは、水の表面張力が下がって、固体粒子（この場合はジャガイモ、茶葉・コーヒー、衣服の汚れ成分）を濡らしやすくなったためです。温度が20℃の場合、39ダイン以下であればデンプンを濡らすことができ、45ダイン以下であればセルロースを濡らすことができます。人間の消化液の表面張力は低いため、食べたものの粒子を簡単に濡らすことができますが、表面張力が73ダインの水を飲むと、消化液が薄められて、食品粒子に対する濡れが悪くなります。

では、この水の「濡れやすさ」は、人間の健康にどう関係しているのでしょうか。一つひとつの細胞で考えてみたいと思います。それぞれの細胞を覆う細胞膜はリン脂質で構成されています。リン脂質の表面張力は45ダインと低く、これと同じレベルの表面張力をもつ水でなければば、細胞を濡らすことができません。水を通じて、各種栄養素が細胞に運搬されます。また、各細胞は、代謝の過程で生じた老廃物を外部に排出しています。この栄養素の運搬、老廃物の排出がスムーズに行われるためには、細胞をしっかり濡らすことのできる、浸透性の高い水が必要なのです。フンザ水は表面張力が低く、生体内での利用性・浸透性に優れた水であると言えます。

次に、フンザ水のもう一つの特性、「ゼータ電位」について見てみます。

分析の結果、フンザ水には、不溶性の極めて微細なシリカ粒子が懸濁・浮遊していることがわかりました。そして、フンザ水の濁りの正体は、このシリカ粒子でした。シリカ粒子はマイナスに荷電しており、粒子表面に表面電荷を帯びますが、この帯電状態を表すのがゼータ電位です。

もう少し正確に説明すると、次の図で示すように、マイナスに荷電したシリカ粒子の表面には二重の層が形成されます。粒子表面の近傍には、逆電荷のプラスイオンが引き寄せられて、プラスイオンの層（固定層）が形成されます。その外側では、イオンが拡散し濃度分布が生じる層（拡散層）が形成されます。この拡散層の最も外側で液体流動が起こり始めますが、この限界ラインを「すべり面」と呼びます。このすべり面と粒子との電位差がゼータ電位です。

ゼータ電位が強いと、粒子同士が反発し合う力が強くなり、水の中で懸濁・浮遊することが

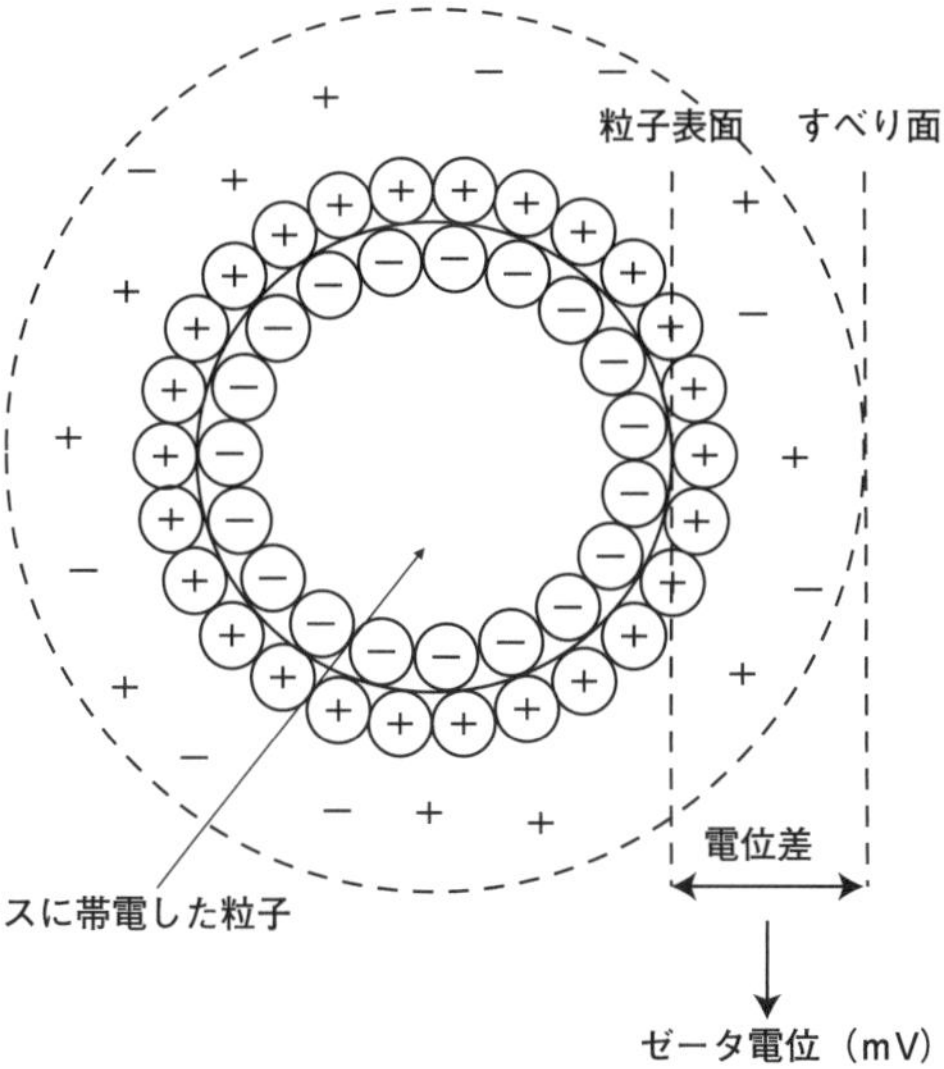

できます。ゼータ電位が弱いと粒子同士の反発が弱くなり、粒子同士が凝集して浮遊することができなくなります。実はこれは人間の血液でも同じです。

血管を流れる血液中に、無数の血球が懸濁・浮遊している状態を想像してみてください。一つひとつの血球は負の電荷を帯びています。血球表面には表面電荷が発生しています。この帯電状態、つまりゼータ電位が高ければ高いほど、互いの血球は反発し合って、適度な距離を保ったまま安定することができます。逆にゼータ電位が低いと、血球同士がうまく分離せず、くっつき合って凝集するようになり、安定性が失われます。

血液中では栄養素の運搬や毒素の排出が行われていますが、血球同士が分離せず凝集を起こした場合、それらの機能は妨げられます。

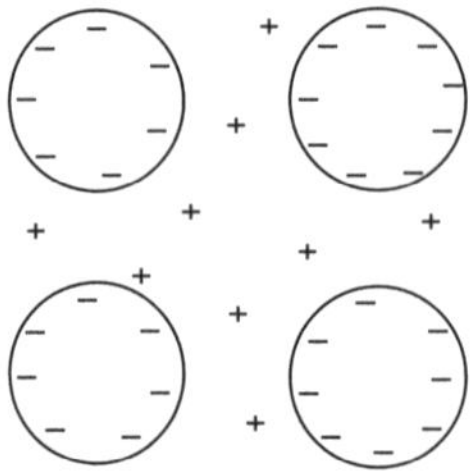

ゼータ電位：大
分散状態、安定

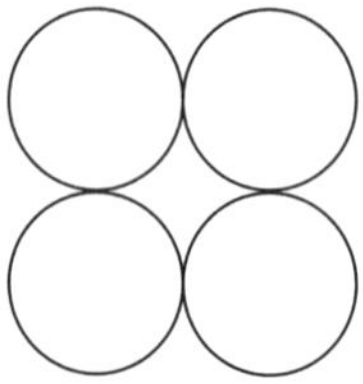

ゼータ電位：小
凝集し、不安定

血球の表面が部分的に塞がれてしまうためです。また、毒素を分離独立させ、血液中で懸濁・浮遊させることもできなくなります。

高いゼータ電位をもつ水は、栄養の吸収を増大させ、毒素の排出を促進します。フンザ水に懸濁している粒子のゼータ電位は約40ミリボルトでした。グラス1杯の水にこの粒子が100万個あったとすると、総電荷は40万ボルトにも達するという計算になります。

●3年の月日を経てフルータリアンに

フンザ水のような特性をもった水は、世界的に見ても非常に珍しいものでした。しかし、「水」の範囲を広げて調べてみると、意外にも身近なところに、不老水の特性を備えた「水」があることがわかったのです。それは、果物と生野菜の水分でした。すべての果物と生野菜に含まれる水分は、表面張力が低く、ゼータ電位が高いという特性を満たします。

一番表面張力が低いのはニンジンジュースでした。搾りたての新鮮なニンジンジュースの表面張力は30ダインで、ゼータ電位も最も高い38ミリボルトでした。しかし、このニンジンジュースを50℃以上で加熱すると、表面張力は73ダインまで上がり、アルブミンやアルブミノイドといったタンパク質も変性してしまいます。また、生で非加熱のニンジンジュースを一晩冷蔵庫で寝かせた場合、表面張力は68ダインまで上がります。生のジュースを加熱したり寝かせたりした場合、ゼータ電位も破壊され、懸濁・浮遊していた成分が凝集するようになります。そして、生体内での栄養成分の浸透性・利用性も下がります。ですから、果物や生野菜のジュースは、生で非加熱のものをできるだけ新鮮なうちに飲むのがよいのです。

フラナガン博士は45歳の時、フンザ水の効果を確かめるために自分の体を使って実験をしています。最初の40日間はフンザ水を用いた断食を行い、その後は、オレンジジュースとフンザ水のリキッダリアン食（液体食）に移行しました。固体食はいっさい摂取せずに、さまざまな果物・生野菜のジュースとフンザ水だけの食生活を半年間続けました。つまり、不老水の特性をもつ水分で己の体を満たし続けたのです。この間、完璧な健康状態を維持し、余分な体重も落ちて、周りが驚くほどの若返りに成功しました。

博士は、このような体験も経ながら食生活の変革を行った結果、本人いわく「99％純粋なフルータリアン」になりました。以前は標準的なアメリカ人の食事をしていましたが、動物性食品と乳製品を排除することから始めて、３年の月日をかけてフルータリアンへの転向を果たしたのです。食べ物の大半が果物と生野菜で、それにカボチャ・ひまわり・ゴマなどの種子類を適宜加えた食生活を送っていたそうです。果物と生野菜を主体に、発芽させたナッツ・種子類を少量加えたものが理想的な食事であると言っています。

博士が食生活の変革の過程で気付いたことは、精製加工された（死んだ）食品が、終わりのない悪循環を生み出すということでした。加工食品を食べたとき、その食品は神経系に対する刺激剤のように働きます。これは、他の加工食品に対するさらなる欲求を引き起こします。次に食べた加工食品は、また別の刺激剤のように働きます。そして、今度はこれが、新たな渇望をもたらし、悪循環が続いていきます。しかし、生で未加工の自然食品で体内を浄化しているうちに、この渇望の連鎖を断ち切ることができるのです。

●さらなる発見、マイナス水素イオン

博士はその後、最新の分析装置を用いて、フンザ水にはマイナス水素イオンが含まれていることを確認しています。新鮮な生の果物ジュース・野菜ジュースにもマイナス水素イオンが豊富に含まれています。

マイナス水素イオンは、負の電荷をもつ水素原子に電子が一個余分に付与されたものです。この余分な電子は、体内で生じた活性酸素を中和し、無毒化することができます。活性酸素は、体内の「酸化現象」の大きな原因とされ、活性酸素により細胞が酸化することで、老化が早

まったり、ガンなどの慢性病の危険が高まったりすると考えられています。この酸化作用を消去する力を酸化還元力と呼びますが、マイナス水素イオンは特に強い酸化還元力を示すことから、大きな注目を浴びています。

以上、博士の研究を踏まえるなら、フンザ人の長寿と健康の秘密を次のようにまとめ直すことができます。

ヒマラヤの「氷河乳」および果物、生野菜、発芽させた豆類から、表面張力が低くて、ゼータ電位の高い水分、つまり、生体内での浸透性・利用性に優れた水分を大量に摂取していたことが、フンザ人の長寿と健康をもたらした。

また、それらの水分には、酸化還元力の強いマイナス水素イオンが豊富に含まれており、体内で生じた活性酸素を消去するのに役立っていたものと推定される。

3　猫の退行性疾患が意味していること

1930年代初頭から約10年間にわたって「ポッテンジャーの猫」という、900匹の猫を用いた実験が行われました。実験を率いたフランシス・ポッテンジャー博士の目的は、食べ物の加熱調理が猫の健康状態にどのような影響を及ぼすのかを調べることでした。

猫は2つのグループに分けられ、一方のグループには生の餌が与えられ、もう片方のグループには加熱した餌が与えられました。それぞれの猫の健康状態を観察することに加えて、猫が次世代に子孫をうまく残していくことができるのか、親猫の健康状態は子猫の健康状態にどのような影響を与えるのかという点も観察されました。

実験の条件がシンプルでわかりやすいことに加えて、その衝撃的な実験結果は人類にとっても大きな意味を持ちうることから、活発な議論を呼ぶことになりました。そして、『ポッテンジャーの猫』（原題：Pottenger's Cats; A Study in Nutrition）というタイトルで書籍化もされ、長く語り継がれる有名な実験となりました。

それでは、実験を振り返ってみたいと思います。

●実験1：生の肉vs加熱調理された肉

①生食グループの食事内容

生の肉（3分の2）＋生のミルク（3分の1）＋タラの肝油（ビタミンAの補給源）

②加熱食グループの食事内容

加熱調理された肉（3分の2）＋生のミルク（3分の1）＋タラの肝油

○生食グループの健康状態について

・体の大きさと骨格の発達にばらつきがなく均一的だった。

・どの世代の猫も、均整のとれた大きな顔をしており、顎骨部・眼縁部がしっかりしていて、鼻腔の大きさも適度で、歯列弓が広く歯並びの均整がとれていた。

・頭蓋骨のつくりはメス猫とオス猫でしっかり異なっており、それぞれの性に特有の解剖学的特徴を保持していた。

・膜組織は引き締まっており、ピンク色の健康的な状態で、感染症や退行性変化の形跡は見られなかった。

・筋肉の緊張が良好で、毛並みも良く、毛の抜け変わりが少なかった。

・歯ぐきの炎症や病気はほとんど見られなかった。

・大腿骨のカルシウム・リンの含有量は均一的で、臓器は完全に発達しており正常に機能していた。

・生涯を通じて、感染症、ノミやその他の寄生虫に対して抵抗力があり、アレルギーもなかった。

・総じて社交的・友好的で、意外性のある行動をとることは少なかった。着地運動における協調性も良好だった。

・生食グループの猫は、平均体重119グラムの子猫を産み、流産することは珍しく、母猫は子猫たちを難なく育てることができた。

○加熱食グループの健康状態について

・体の大きさと骨格の発達にばらつきが見られた。
・顔と歯の構造にさまざまなばらつきが見られた。
・長骨は、長さが長くなり、直径が小さくなった。前脚より後脚の方が長くなる傾向があった。3代目の猫の骨の一部は、ゴムのように柔らかく骨形成不全の症状が現れていた。
・心臓の不具合、近視・遠視、甲状腺の活動性低下や炎症、腎臓・肝臓・精巣・卵巣・膀胱における感染症、関節炎、まひや髄膜炎を伴う神経系の炎症のすべてが観察された。
・胸腔と腹腔が小さくなっていることから、内臓の体積が減少していることがわかる。
・3代目の猫は生理的に破綻しており、6ヶ月以上生きることはなかったため、そこで血筋が途絶えた。
・2代目・3代目の猫は、肺に異常な呼吸組織が見られ、充血、浮腫、一部に無気肺も見られた。気管支炎、間質性肺炎、甲状腺機能低下症が見られるケースもあった。これらはすべて、生食グループの猫には観察されなかったものである。
・短気な性格の猫が多く、噛んだり引っ掻いたりするメス猫もいた。逆にオス猫は大人しく消極的で、性的関心が弱かった。メス猫はより攻撃的になりオス猫はより消極的になるという性的な逆転現象が見られた。これらの性的逸脱は、生食グループの猫には観察されなかった。

・ノミや腸内寄生虫が多かった。皮膚障害やアレルギーが多く見られ、世代を経るにつれて症状が悪化した。肺炎や蓄膿症で死ぬ猫が多かった。

・流産するメス猫が多かった。世代を経るにつれて流産する確率が高くなった。分娩が困難であることが多く、分娩中に死ぬメス猫も多かった。

・死産が多かった。子猫の死亡率も高く、虚弱過ぎて育てられない子猫が多かった。加熱食グループの猫から産まれた子猫の平均体重は100グラムで、生食グループよりも19グラム少なかった。

○生食から加熱食に移行、または加熱食から生食に移行するとどうなるか?

・加熱食の猫が生食に移行しても、通常の健康状態を取り戻すまでに4世代かかった。

・逆に生食の猫が加熱食に移行した場合は、半年や1年という短い期間であっても、通常の子猫を産めなくなるほど健康状態が悪化した。

●実験2：生乳vs加熱乳3種

①生乳のグループ

生乳(3分の2)+生肉(3分の1)+タラの肝油

②低温殺菌乳のグループ

低温殺菌乳（3分の2）＋生肉（3分の1）＋タラの肝油

③無糖練乳のグループ

無糖練乳（3分の2）＋生肉（3分の1）＋タラの肝油

④加糖練乳のグループ

加糖練乳（3分の2）＋生肉（3分の1）＋タラの肝油

この実験においても実験1と同様の結果が見られた。生乳グループの猫から産まれる子猫たちには均一性が見られた。生乳グループの多くは、老齢に達したことかケンカで傷を負ったことが原因で死亡することがほとんどで、総じて健康的であった。解剖学的測定においても異常がなく、病気に対する抵抗力も強かった。毛並みの状態は良く光沢が際立っており、アレルギーも見られなかった。

低温殺菌乳グループの猫は骨格に変形が見られ、生殖の効率性が低かった。2代目の子猫は体質上の問題や呼吸に関する問題を抱え、それは2代目、3代目と世代が進むにつれてひどくなった。無糖練乳グループの猫は、低温殺菌乳グループよりも損傷度が大きかった。一番ひどかったのは加糖練乳グループの猫であり、脂肪の沈着度合いがもっとも高く、骨格の変形もひどかった。また、極めて短気で、イライラしながら歩き回っていた。

●では現代の猫は？　そして人間は？

加熱食の猫たちの健康状態はかなり悪かったわけですが、現代の猫たちは実はそこまで不健康ではありません。タウリンという栄養素がペットフードに添加されているからです。タウリンは熱によって壊れやすい成分であることが後になってわかり、ペットフードに加えられることになったのです。

しかし、ポッテンジャー博士は、タウリン以外にも熱によって変性しやすい未知の栄養素が存在すると考えていました。そして、加熱調理が栄養素に与える影響について次のような指摘をしました。

・加熱調理によってタンパク質が変性し、消化されにくくなる。
・特定のアルブミンやグロブリンが生理的に壊れる。
・全組織の酵素は熱に弱いため、加熱調理によって壊れる。
・ビタミンCとビタミンB複合体のいくつかは、調理過程で損傷を受ける。
・ミネラルは、生理化学的状態が変わり、溶解性が低くなる。

現代においても加熱調理の影響はまだまだわかっていないことが多いようです。そして、ペットの猫の世界にもガンをはじめとする退行性疾患が蔓延しています。

また、この実験が衝撃的だったのは、加熱食グループの猫たちに起きたことが、私たち人間の世界で起きていることとそっくりだったということです。私たち現代人は「加熱食グループの2代目の猫」と同じ立ち位置にいるのでしょうか？　もしその可能性があるのならば、手遅れにならないうちに健康的な3代目、4代目を残していく道を模索するべきなのかもしれません。

人間が、加熱調理による破壊的な栄養損失を避けようと思って、生の食べ物を増やそうとするなら、多くの場合、果物に頼ることになるでしょう。肉類は生のままでは美味しくないし、乳製品も衛生上の理由で生のものは手に入りません。穀物や豆類はそもそも生のまま食べることはできません。生野菜も、美味しさという点では果物に劣ります。

人間にとって、生のまま食べられる美味しい食べ物として、果物の価値を今一度再考する必要があるでしょう。

4　人類のアイデンティティを揺るがした〝ビタミンC大論争〟

●現行のビタミンC摂取基準量を巡る疑問

わが国では、一日あたりのビタミンC摂取基準量は、成人の場合で１００㎎とされています。

しかし、フルーツベースの食事をしていると、この基準量を大幅に超えてしまうことに気付きます。多くの果物はビタミンCを豊富に含んでいるためです。

例えば、中サイズの柿一個には約１２０mgのビタミンCが含まれています。私はフルータリアンとして、１回の食事で柿６個くらいは普通に食べるので、その時点で７２０mgの摂取量となり、その食事を３回繰り返せば、一日あたりのビタミンC摂取量は２０００mgを優に超えます。実に、摂取基準量の20倍以上という大量のビタミンCを摂取していることになります。

そこで、「現行のビタミンC摂取基準量はそもそも妥当なのだろうか？」という疑問が湧いてきたり、逆に「ビタミンCを大量に摂取して、副作用や弊害はないのだろうか？」と不安になったりもするわけです。

今から約40年前、ビタミンCの最適摂取量は２０００〜３０００mg（現行の摂取基準量の20〜30倍）であると想定した有名人がいます。ノーベル賞を二度受賞した天才化学者ライナス・ポーリング博士（１９０１〜１９９４）です。

ポーリング博士は、かぜ、インフルエンザ、ガンなどのさまざまな疾患にビタミンCの大量摂取が有効であると主張し、世に「ビタミンC大論争」を引き起こしました。博士の著作、『ビタミンCとかぜ、インフルエンザ』、『ガンとビタミンC』、『ポーリング博士のビタミンC健康法』は専門的な内容が多いにもかかわらず、いずれもベストセラーとなっています（大きな図書館であれば書庫にある可能性が高いでしょう）。

ポーリング博士による問題提起は未だ色褪せておらず、むしろ現在においてこそ大きな意味を持ちうるものです。なぜなら、インフルエンザは毎年のように流行し、かぜを引きやすい人は多く、ガンになる人はますます増え続けているからです。また、インフルエンザ、かぜ、ガンに対する特効薬は未だ存在しておらず、最終的には自身の免疫に頼ることしかできません。

ビタミンC大量摂取による弊害はないのか？　という点に関して、先に結論を言ってしまうと、大量摂取による副作用・弊害はなく、全く心配する必要はありません。ポーリング博士の影響を受けて実践されている有名なガン治療法の一つとして「高濃度ビタミンC点滴療法」がありますが、50～100gという大量のビタミンCを投与します。これは、現行摂取基準量の500～1000倍というとてつもない量ですが、副作用や健康被害は確認されていません。むしろ、副作用がないこと自体が本療法のメリットにもなっています。

●死を招くビタミンC不足

ビタミンCは、コラーゲンの合成に欠かせない成分です。コラーゲンは細胞と細胞を連結する役目を果たしているため、ビタミンCが不足するとコラーゲンによる細胞間接着が弱くなります。

重度になると、壊血病と呼ばれる深刻な症状を引き起こします。壊血病になると、血管が脆くなるため体のさまざまな部位から出血するようになります。殴られたようなあざができたり、歯茎から出血して歯が脱落したりして、ついには内臓からも出血するようになり、やがて死に至ります。

前述の通り、壊血病は、大航海時代に長い船旅をしていた船乗りたちに多く見られた病気で、船乗り数百人のうち、大半が壊血病で亡くなってしまうというおぞましい記録も残されています。船上の食事は、小麦粉からできたビスケットと塩漬けにした肉がメインであり、長期保存に不向きな果物や野菜が著しく不足していたため深刻なビタミンC不足を招き、壊血病を引き起こしたのです。壊血病の原因がビタミンC不足であることを突き止めるまでに、人類は実に数百年を費やしています。

壊血病は過去の病気ではなく、現代にも存在します。現代において壊血病にかかった人たちに共通していることは、新鮮な野菜や果物を食べていないことです。加工食品ばかり食べて野菜や果物を食べないという人は、意外に多いのかもしれません。

ビタミンCはガンに対する抵抗力にも関係しています。ガン細胞が増殖し領域を拡大していくためには、コラーゲンによって接着された細胞間を破壊して組織に侵入しなくてはなりません。しかし、ビタミンCを豊富に摂取しているとこの細胞間の接着が強固になり、生体防御機構が高まって、ガン細胞の侵入・増殖が困難になります。

また、ビタミンCは、ガン以外にも、心臓病・脳卒中などさまざまな病気の予防に効果があることが知られています。

●ヒトはビタミンCを体内で合成することができない

ほとんどの動物はビタミンCを自らの体内で合成することができます。それに対して、ヒトや霊長類、モルモット、果実食のコウモリ、数種類の鳥だけはビタミンCを体内で合成することができず、食事からビタミンCを摂取しなくてはいけません。

同じコウモリでも、果実食のコウモリだけがビタミンC合成能力を失っているのは興味深いことです。これらの動物は、ビタミンCの多い食べ物が豊富な環境に生息していたため、遺伝子の突然変異によってビタミンC合成能力が失われたと考えられています。ヒトも大昔、果実が豊富に採れる森に住んでいた時期があり、食べ物から大量のビタミンCを摂取できていたため、そのうちにビタミンC合成能力を喪失してしまったのです。

ビタミンCを体内合成できる動物の細胞は常に最適な量のビタミンCで満たされています。ラットを用いた実験では、ラットが病気になったときにビタミンCの消費が多くなるため、ビタミンCの合成量が2倍になるのだそうです。これは、ビタミンCを体内合成できない私たち人間からすると驚くべき生理現象であり、ビタミンCと免疫機構が強い関わりを持っていることを示しています。

ヤギはビタミンCを体内合成することができますが、体重60kgのヒトに換算した場合、一日あたり約1万1400㎎のビタミンCを合成しており、病気になったときには、7万8000㎎ものビタミンCを合成するそうです。もちろん、ヤギとヒトは違うという主張もあるわけですが、現行のビタミンC摂取基準量１００㎎はあまりにも少なすぎる可能性があります。

実は、現行のビタミンC摂取基準量は、壊血病を引き起こさない最低限の量という考え方で定められています。壊血病を引き起こさず、かつ現代人の一般的な食事から想定できる現実的な量として、１００㎎が設定されているのです。

ここでいう「現代人の一般的な食事」とは、穀物を主食に、動物性食品と加熱野菜を副食にした食事です。穀物にはビタミンCが含まれておらず、動物性食品もレバーなど一部の部位を除けばほとんどビタミンCが含まれていません。また、野菜は加熱することでビタミンCの量が半減してしまいます。

現代人の一般的な食事から、ビタミンCを大量摂取することは困難です。ポーリング博士は、ビタミンC摂取基準量はあくまで壊血病を引き起こさない最低限であって、最適摂取量はその20～30倍になるだろうと想定しました。

ポーリング博士の研究が「ビタミンC大論争」という大きな論争に発展したのは、人類のアイデンティティを揺るがしたからだと思います。各研究が示していたことは、ヒトがごく一部の特別な動物であるということです。ヒトが特別な動物であると言ったとき、多くの人は、ヒトの脳が大きくて知能が高いことを思い浮かべるかもしれません。しかし、ヒトが特別なのはそれだけではありません。ビタミンCを体内合成できないという点でも、ヒトは特別なのです。そして、この珍しい特徴を持つ動物たちはみな、果物をよく食べる種類の動物だったのです。

●〝ビタミンC大量摂取状態〟を維持できるのはフルータリアンだけ

ポーリング博士は、ビタミンCを大量摂取するために、錠剤・サプリメントの形でビタミンCを摂取することを勧めました。そしてこれが、後のサプリメントブームにつながっていくことにもなりました。

しかし現在になって改めてわかっていることは、「サプリメントから単一の栄養素を摂取することによる健康効果に関しては、医学的エビデンスに乏しい」ということです。果物や野菜を摂取することによる健康効果に関しては医学的エビデンスは豊富ですが、サプリメントの方は健康効果が疑わしい場合が多いのです。

その理由として、食品をそのまま食べた場合、食品中に含まれる複数の成分が複合的に作用し合って、有益な相乗効果を生み出しているということが考えられます。つまり、同じビタミンCを摂取するのでも、サプリメントから単独で摂取するのではなく、そのまま果物や野菜を食べた方がよいのです。

サプリメントなしで〝ビタミンC大量摂取状態〟を維持することができるのは、生野菜や果物を主食にしているフルータリアンやローフーディストだけです。〝ビタミンC大量摂取状態〟という大げさな言葉を使ってしまいましたが、これは野生の類人猿にとっては当たり前の状態です。野生のゴリラは、新鮮な生野菜と果物を食べて、一日あたり約4500㎎のビタミンCを摂取しています。ポーリング博士は、初期の人類が大型サルと同じような食生活をしていた頃、一日あたり2300～9500㎎ものビタミンCを摂取していたと計算しています。

フルータリアンの立場から現代のグルメを見た場合、大航海時代に壊血病を引き起こした、船乗りたちの食事（つまり、小麦のビスケットと塩漬けの肉から成る食事）とさほど変わらないことに気付きます。

例えば、「親子丼」を思い浮かべてみたいと思います。下層の白米にはビタミンCが全く含まれていません。中層の鶏肉と卵にもほとんど含まれておらず、炒めたタマネギに多少含まれるものの、加熱によって量が半減しています。上層に添えられた少量の三つ葉だけがビタミンCを豊富に含む食材ですが、絶対量としてあまりにも少なすぎます。

ポーリング博士は、「現代人は、慢性的に低アスコルビン酸症という代謝異常に陥っている」と考えていました。つまり、常にビタミンCが不足しているというわけです。

現在、コロナ禍を経て、免疫力を高めるとされるさまざまな食品に注目が集まっていますが、低アスコルビン酸症の現代人にとっては、もっと手っ取り早い方法があります。それは、新鮮な生野菜と果物を食べて、ビタミンCを大量に摂取することです。ビタミンCの免疫増強作用については古くから多くの報告がされています。免疫細胞の中にはビタミンCが多く含まれており、ビタミンCがなければ免疫細胞は正常に働くことができません。

普通の食事をしていた人がフルーツベースの食事に切り替えた場合、ビタミンC摂取量は以前の10倍以上になるでしょう。私の経験も踏まえると、次のような変化が期待できます。

・かぜをひく頻度が少なくなる（私の場合、4、5年に一度程度）
・かぜをひいたとしても症状が軽く、回復が早い
・怪我をしても、傷の治りが早い
・美肌・美白効果がある

自身の体が〝ビタミンC大量摂取状態〟にあることを意識しながら、それがどのような違いを生み出すのか、観察してみるのも面白いと思います。

最近では珍しくなっているのかもしれませんが、なぜかほとんどかぜをひかない人たちがいます。私もここ6年くらいかぜをひいておらず、インフルエンザにもコロナにもかかっていません。「かぜをひきにくい」とは一体どういうことでしょうか。

それは、変異の激しいウイルスに対して、常に強い抵抗力を持っているということです。かぜに対するワクチンが今まで開発されてこなかったのは、ウイルスの変異が速いからだと言われています。ここ最近世間を賑わせている新型コロナウイルスも、非常に変異の激しいウイルスです。ウイルスが変異する度に、ワクチンなどの医薬品に頼っていたのではきりがないという声は年々強まっています。結局一番頼りになるのは自身の免疫であると再確認した人も多いはずです。

「変異の激しいウイルス」に対してこれほど人々の関心が高まった時代はありません。そういった意味でも、サプリメントに頼らず〝ビタミンC大量摂取状態〟を実現している少数派として、果実食主義者に今後注目が集まる可能性はあります。

5　鼻水・鼻クソが変わる——ミューカスレス・ダイエットとは?

●鼻水の分泌が少なくなり、黄色くて粘性の強い鼻水が出なくなる

フルーツベースの食事を長年続けていると、鼻水・鼻クソの量・質が変わったことに気付きます。まず、鼻水・鼻クソの分泌自体が少なくなります。花粉のひどい時期を除けば、ティッシュで鼻をかむ必要性がほとんどなくなりました。また、鼻水自体が出ることはあっても、無色透明で粘性の弱い鼻水であることがほとんどです。黄色くて粘性が強く、臭いの伴う鼻水が出ることが本当に少なくなりました。特に、痰で喉をつまらせるようなことが全くなくなりました。

さらに興味深いことは、会食や飲み会に参加して普段は食べない加熱食品を食べた日の翌日だけは、鼻水・鼻クソの分泌が多くなり、黄色くて粘性の強い鼻水・鼻クソが出やすくなるということです。

白い鼻水と黄色い鼻水であれば、一般に黄色い鼻水の方が健康上〝良くない〟鼻水だとされ

ています。この黄色い鼻水は、身体の中の免疫が強く働いている証拠です。細菌やウイルスが体内に侵入した場合、それらを攻撃するために白血球や免疫細胞が働きますが、攻撃を終えて死滅した白血球や免疫細胞が鼻水に含まれることで、鼻水が黄色っぽく見えているのです。

しかし私は、この黄色い鼻水の大半は、細菌やウイルスを主な原因としているのではなく、日々の食生活に起因しているのだと気付くようになりました。そして、私のこのような「鼻水・鼻クソ」に関する体験を裏付けてくれる、世界的に有名なダイエット理論が20世紀に存在しています。

ドイツの自然療法家アーノルド・エーレット博士（1866〜1922）によって提唱された「ミューカスレス・ダイエット」です。エーレット博士は、デトックスおよびファスティングの研究家として、数千人もの人々に食事指導を行いました。博士自身、49日間に及ぶファスティングを実施し、これは当時の世界記録だとされています。

ミューカスレス・ダイエットは、結局日本語には翻訳されず、日本で知られることはありませんでしたが、世界的にはよく知られていて、デトックス・ファスティング分野の古典的存在です。私自身はフルータリアンになってからこのダイエット理論を知ることになりましたが、海外ではエーレット博士に影響を受けてフルータリアンになったという人が数多くいます。

エーレット博士は、不慮の事故により56歳という若さで亡くなったとされていますが、暗殺論もささやかれています。博士が提唱するフルーツベースの食事が、医薬品業界や食肉・畜産業界の存在自体を根底から脅かすものであったためです。

●ミューカスレス・ダイエットとは？

ミューカスレス・ダイエット（Mucusless Diet）のミューカス（Mucus）とは英語で「粘液」を意味し、ミューカスレス（Mucusless）はその否定形ですから、ミューカスレス・ダイエットを直訳すれば「粘液を作らない食事」ということになります。

以降、エーレット博士にならって、鼻水・鼻クソのことを「粘液」と表します。ただし、この「粘液」という言葉が表す範囲は広く、耳垢、毛穴からの分泌物、体内で生じた老廃物なども含みます。

エーレット博士は、粘液を作らない食べ物が人間にとって最適であると考えました。そして、粘液を作る食べ物と粘液を作らない食べ物を次のように分類しました。

○粘液を作る食品

全ての肉類、魚介類、ラード・マーガリンなど動物性油脂、卵、乳製品、穀物、芋類、豆類、ナッツ、種子類

○粘液を作らない食品

果物、葉物野菜（ジャガイモなど、澱粉質の多い野菜は除く）

粘液を作らない食べ物、つまり果物と葉物野菜だけが食べてよいものということになります。ミューカスレス・ダイエットは実質的にはフルータリアンの食事内容です。ただし、ナッツ類も粘液を作ると考えられている（粘液を作る作用自体は弱い）ため、ナッツは食べ過ぎない方がよいとされています。

ほとんどの人はこの分類をすぐには信じることができないでしょう。しかし、ローフードやフルーツファスティングを長期的に体験したことがある人は、この分類は真実に近いと感じるかもしれません。

ミューカスレス・ダイエットは20世紀に存在したダイエット理論の中でも、もっとも厳格なものと言われています。そのため、数多くの激しい批判にさらされてきました。よくあるのが「極端過ぎてバランスに欠く」「医学的エビデンスに乏しい」といった批判です。

しかし、これらの批判をしている人の大半が、フルーツファスティングを実践したことがない人たちだったというのも事実です。ミューカスレス・ダイエットを支持していた人たちは、ミューカスレス・ダイエットを実践すると確かに粘液が少なくなるということを自身の経験・体感を通じて知っていたのです。そして、粘液が少なくなることが自身の健康にとって良いことなのだと、直感的にわかっていたのです。

●1〜3年の移行期間を設けることが望ましい

ミューカスレス・ダイエット自体はかなり厳格な食事スタイルですが、エーレット博士はフルーツダイエットへの急激な移行を勧めているわけではありません。むしろ急激な移行は危険であり、1〜3年の移行期間を設けるべきだと言っています。

この移行期間は、それまでの食事が原因で体内の組織に溜め込まれていた毒素を、分解・排泄するために必要な期間です。フルーツは、組織に溜め込まれていた毒素をかき立てる作用が強いため、フルーツダイエットへの急激な移行を行うと、組織から分解されて血中に流れ出す毒素の量が多くなります。このような状態は不快感が強いだけでなく、生命にとって危険な場合もあるため、緩やかな移行を心がけた方がよいのです。

よって、移行期間においては、生食に過度に固執する必要はなく、蒸した野菜や調理された植物性食品なども摂取して構わないとされています。精神的にも、急激な移行に耐えられない人がほとんどでしょう。

この移行期間は不快感を伴うこともあるかもしれませんが、フルーツが原因で不調に陥ったと決めつけないことが大切です。これはヒーリングクライシスや好転反応とも呼ばれる現象で、体の解毒作用が働き出している証拠でもあります。

この不快感は人によってさまざまで、排泄が活発になって鼻水の量がむしろ多くなることもあるでしょう。普通の食事をしていた人の大半は多かれ少なかれ便秘であるため、腸内の未消化物・老廃物とフルーツが反応して大量のガスが発生し、膨満感を感じることもあるでしょう。大量の便が排泄されて驚くこともあるでしょう。

しかし、便秘が解消されて、溜め込まれていた毒素の分解・排泄がある程度まで進むと、これらの不快感は少なくなっていきます。そして、その頃には、肌がかなりキレイになっているはずです。

また、この移行期間に覚悟しておくべきもう一つの現象としては、昔好んで食べていた食品に対する強い渇望を感じることです。つらいかもしれませんが、数十年に渡って続けてきた食生活を大きく変えていくわけですから、当然想定される事象でしょう。

この渇望は人によって個人差があるようで、なかなか興味深いところです。ある特定の食品に対して強い渇望が起きたとき、「自分は、この食べ物を本当にお腹が空いていたから食べていたのではなかったのだ」と気づく瞬間もあるはずです。そのような気づきを少しずつ増やしていくのも面白いかもしれません。私の場合、動物性食品に対する渇望よりも、意外と穀物に対する渇望が強く、穀物性食品の中毒性の高さを意識したことが何度もあります。

●白血球の急増を引き起こす食べ物

現在、海外にはエーレット博士のダイエット理論にもとづいたローフード食を推進する人たちもいます。Mucus-free Life LLC という組織が提案するのは「Mucus-Free Plant-Based

Diet」、つまり「粘液の生じないプラントベースの食事」です。食事内容は、果物と葉物野菜（澱粉質の少ない野菜）であり、実質的にはフルータリアンの食事です。彼らは、ナッツ類やアボカドも粘液を作ると考えているため、ナッツもアボカドも推奨していません。そういう意味では、一般のフルータリアンよりもさらに厳格です。

ローフードが世の中に知られるようになったのは1930年代のことですが、スイスのポール・カウチャコフ博士が、「加熱食品や加工食品を食べたあとは白血球が急激に増えるが、生の食べ物を食べたあとはこのような変化が起こらない」という趣旨の研究発表をしたことがきっかけと言われています。加熱・加工食品を食べたときにだけ起きる「白血球の急激な増加」と「黄色い鼻水」はおそらく関係があります。黄色い鼻水は、死滅した白血球や免疫細胞が原因だからです。

カウチャコフ博士の研究以前は、食べ物を食べた後に白血球の急増が起こるのは通常のことと考えられていました。しかし、カウチャコフ博士の研究によって、加熱調理されていない生の食べ物では白血球の急増が起きないことが明らかになりました。食べ物の加熱調理が、白血球の急増という病理的な反応を引き起こしていたのです。

白血球数に大きな影響を与えるのは、食べ物の「量」ではなく、あくまで、食べ物の「質」です。博士は、調査結果を血液の反応に応じて四つのグループに分類しています。

一つ目は生の食品グループで、白血球の増加は確認されませんでした。

二つ目は一般的な加熱食品のグループで、白血球の急増が起こりました。

三つ目は、加圧調理された食品のグループで、さらに激しい白血球の増加が観察されました。

四つ目は、ワイン、砂糖、ハムなどの加工食品のグループで、もっとも激しい白血球の増加が起こりました。

博士はベジタリアンではありませんでしたが、研究結果は、白血球の急増を避けるために肉は生のまま食べなければならないことを示していました。肉は生のまま食べてもあまり美味しくないので、驚くような研究結果だったのです。焼き肉や燻製肉など加工調理された肉は、最も激しい白血球の増加を引き起こし、それは中毒時に相当するような急上昇でした。


病人をお見舞いするときに好まれる贈答品として、果物の盛り合わせがあります。病人の体内において、病原体に対処するため白血球が総動員されている状態だとしたら、これを余計に乱さないのは「白血球の急増を引き起こさない食べ物」でしょう。ですから、お見舞いに果物を贈る慣習は理にかなっています。また、果物は大変消化に良く、ビタミンCも豊富です。免疫細胞にはビタミンCが多く含まれており、免疫細胞が正常に働くためにはビタミンCを多く必要としますから、その点でも、生の果物が好ましいのです。

日本人の果物消費量は年々減少傾向にあり、お見舞い品としての果物も、昔と比べると人気がなくなっているのかもしれません。しかし、旅行のお土産を配るような感覚で、病人にお菓子やスイーツを与えるのはよくありません。もちろん、流行のお菓子や高級なスイーツが食べられるということで、その病人は喜んでくれるでしょう。しかし、一歩立ち止まって、病人の体を本当の意味で思いやるためにも、果物の盛り合わせも検討していただきたいと思います。

6　人間は８４０万分の１の例外である

ここに来て、一度根本的な問題に立ち返りたいと思います。病気の原因とはなんでしょうか？　そう言うと、「そんなの病気の種類によって違うだろう」という人もいるかもしれません。しかし、そうではなくて、もっと根本的な原因について考えてみてほしいのです。どんな病気にでもある程度共通するような根本的な原因についてです。そもそもなぜ人間の世界にだけこんなにも病気が蔓延しているのでしょうか？

この問題に対する答えを、最もわかりやすい言葉で教えてくれた人物がいます。その人物は、医師でも科学者でも何らかの専門家でもありませんでした。「神の化身」として世界中の人々に知られ、宗教の枠を超えて崇拝されていた人物です。次のような言葉を残しています。

病気の主な原因は何ですか？

地球には種として分類された数億もの生き物が住んでおり、自然から確保した食物、自然によって供給されたものによって生きています。

人間だけがその例外です。

味覚や感覚を満足させるために、人間は、自然がもたらしてくれたものの構造や特性を変えて、煮たり、揚げたり、混ぜたりして、生命力のない調合物を作っています。

鳥や獣はそのような破壊的な方法を用いません。

鳥や獣は、生のものを食べ、力を与えてくれる命のエキスを摂っています。

そのため、鳥や獣は、人間が自らにもたらしている多くの病気の犠牲になることがありません。


『プラサード――食物に関する御言葉集』296ページより

これは、インドの霊的指導者サティヤ・サイ・ババ（1926〜2011）の言葉です。

当たり前のことかもしれませんが、食べ物を煮たり揚げたりして、料理をするのは人間だけです。それは自らの味覚を満足させるためです。しかし、そのような破壊的な方法を経て出来上がるのは「生命力のない調合物」であり、「力を与えてくれる命のエキス」は失われています。これが、人間の世界にだけ病気が蔓延している理由です。これほどまでにわかりやすい表現で、病気の根本的な原因について真理をついた言葉を知りません。

人間だけが例外的存在であること。これは、動物や自然から切り離された人間社会の日常の中では、意識されることもなく忘れ去られてしまうようなことです。しかし、自然から切り離された例外的振る舞いが、病気を呼び込む原因を作っているのです。

また、次のような言い方もしています。


みずからの神性を発見する能力を与えられているのは人間だけです。

この点で食習慣は重要な役割を演じています。

地上の生物は八四〇万種類ありますが、そのうち八三九万九九九種類が虫や鳥や動物や獣などで、自然界に神によって用意されたものを食べて生きており、概して病気にはかかりません。

この点で、人間は唯一の例外です。

人間は食欲の奴隷となり、スパイスを効かせて調理された種々の食物を特に喜んで食べていますが、そのような食物が人間の寿命をどの程度縮めているかは全然知りません。

前出書145～146ページより

具体的な数字が出てくるのが面白いと思います。人間は840万分の1の例外であるというわけです。調理された食物が健康に及ぼす悪影響について「全然知らない」というのも本当にその通りで、医学の専門家も含めて、食物の調理を当たり前のこととして受け入れています。

しかし、フルータリアンなどのローフード実践者は、加熱調理を最小限に抑えた食生活を送るうちに、サイ・ババのこれらの言葉に強く共感するようになるでしょう。

サイ・ババは生菜食の普及に最も大きく貢献した人物かもしれません。2011年4月の葬儀では、世界中の要人・宗教関係者を含む50万人の参列者が集まり、国葬で葬儀が執り行われました。インドで国葬されたのは、大統領など政治関係者を除けばマザー・テレサ以来であったことから、その影響力の大きさがわかります。

日本でも一時サイ・ババブームが起き、何もない手の中からビブーティと呼ばれる聖なる灰や腕時計・貴金属などを取り出してみせる「物質化現象」が特に話題になりました。日本のテレビ番組では、半ば超能力者扱いで一面的な取り上げ方をされることが多く、学校・病院の建設、水道設備の敷設などの慈善事業や、サイ・ババの思想そのものが知られることは少なかったように思います。

サイ・ババの思想で興味深い点は、食生活に関する言葉・指針を多く残していることです。サイ・ババは、体と心と魂の健康のためには「浄性の食事」が必要だと言いました。

一方、健康は大きな財産であることを知る者は、サトウィック フード（浄性の食事）だけを摂ることに、たいへん気を使います。

生の食物、ナッツ、果物、発芽した豆類がベストです。

こうした食物を、少なくとも一食に、たとえば夕食時に、用いなさい。
それによって長寿は確実となります。
長寿に努めるのは、人類同胞に奉仕する手段としてその長い年月を利用するためです。

前出書297ページより

生の食物、ナッツ、果物、発芽した豆類。生菜食主義を心がけている人たちにとってはお馴染みの食べ物です。サイ・ババは非菜食の家庭に生まれたにもかかわらず、物心ついたときから肉を食べることを拒みました。これは、少年時代に既に常人離れしていたことを示すエピソードの一つです。そして14歳のとき、サソリに刺されて意識を失ったことがきっかけで、自らを聖者シルディ・サイ・ババの生まれ変わりであると宣言しました。

宗教家が肉食を拒んで菜食を推奨することは、歴史的には珍しいことではありません。しかし、サイ・ババが推奨する「浄性の食事」が独特だったのは、生菜食であったという点です。特に日本人にとって異様に思えるのが、主食であるはずの穀物が含まれていないという点でしょう。「浄性の食事」を実践している信者に会ったことはありませんが、おそらく、果物とナッツを主体にして、副食に葉物野菜と発芽した豆類を食べていたものと思われます。葉物野菜は細かく刻んでサラダにして、その上に少量のナッツや豆類を添えるだけでも、結構美味しく食べることができます。さまざまな宗教家によって推奨されてきた菜食スタイルの中でも、

「浄性の食事」は最もフルータリアンに近い食事だと思います。

多くの菜食主義に見られる思想が、他の生命をできるだけ奪わないという不殺生の概念です。これに加えて、生菜食主義にはさらにどのような思想があると言えるでしょうか。まずは、自然からの逸脱を避けるという感覚です。地球上に存在する840万種類の生物のうち、人間だけが食物を加熱調理して、食物の構造や特性を変えています。これは主に舌の感覚を満足させるためですが、そのような人間を、食欲の奴隷となって自然から逸脱した例外的存在として見ています。この逸脱を修正するため、食物の加熱調理をやめて生菜食に徹するというわけです。

もう一つ見られるのが、生の食物には強いエネルギーや生命力が宿っていて、加熱調理によりそれらが破壊されてしまうという考えです。例えば、科学が今ほど発展していなかった時代に、生の食物には、熱に弱い、光のエネルギーのようなものが充満していると信じていた人もいます。

しかし、これらの「自然からの逸脱を避ける」、「生の食物だけが持つエネルギー・生命力を熱で壊さない」というものの見方は、単に個人の思想や信条にとどまるものではなく、科学的に理にかなっている部分もあるのです。

サイ・ババは、茹でる、揚げるなどの調理行為を破壊的な方法と表現しました。では、そのような調理の過程で、何が破壊され、何が失われてしまうのでしょうか。

人間は、自然の状態にある生の食物を嫌う唯一の生き物です。ほかの動物は皆、穀物、草、葉、新芽、果実など、食物をそのままの状態で食します。人間は、舌や目や鼻の欲求を満たすために、茹でたり、揚げたり、溶かしたり、混ぜたり、さまざまな調理法を用いています。

その結果、個々の栄養価は減らされるか破壊されています。油で揚げられれば、種子は発芽しません。これは「生命力」が除去された明白な証拠です。

こういったわけで、調理されていない発芽されたばかりの生の豆類が好ましいのです。ナッツと果物も好ましいものです。

前出書292ページより

サイ・ババはなぜか、発芽したばかりの豆類がベストであることを見抜いていました。当時、そのような食べ方をする人はますます少なくなっていたので、これは驚くようなことでした。確かに種子は、一度加熱してしまうと、もう発芽することはありません。個々の栄養素が損傷を受け、種子の「生命力」が除去されたためです。加熱調理によって破壊されてしまう「生命力」とはどのようなものでしょうか。また、食物の「生命力」の破壊は、人間や動物の健康にどのような影響を与えるのでしょうか。

当時、これらの問題を科学のことばで説明するためには、新しい科学の出現を必要としていました。そして、サイ・ババの言葉を裏付けるかのように、ビタミン、ミネラルに次ぐ「第3の栄養学」が隆盛していくことになりました。

7 現代人は己の肥大した膵臓を想像できるか

ビタミン、ミネラルに次ぐ「第3の栄養学」とは、酵素栄養学のことです。ビタミンとミネラルに関しては、20世紀の間に研究されつくしたということがあって、いろいろなことがわかっています。それに比べると、酵素は未知の要素がまだまだ多く、酵素栄養学は「21世紀の栄養学」とも呼ばれます。何しろ数が多く、20世紀後半の段階では、数千種類の酵素があるのではないかと推定されていましたが、21世紀になってその数は2万種類にまで増えました。

2010年、福島大学の研究グループが、キュウリに脂肪分解酵素「ホスホリパーゼ」の新型が含まれていることを世界で初めて発見し、成分の抽出に成功しています。キュウリはそれまで、もっとも栄養のない野菜と考えられていましたが、この発見がきっかけで、脂肪の分解を助けるダイエット食材として見直されるようになりました。また、これまで廃棄されていたキュウリが工業用途などに有効活用される可能性があるということでも注目されています。このような新しい酵素の発見は今後も相次ぐことでしょう。

加熱した種子はもう発芽することができません。なぜでしょうか。それは、種子の中にある酵素が死滅してしまうからです。酵素は発芽のプロセスにおいて、発芽に必要な化学反応を促進する触媒としての働きを担っています。ですから、発芽に必要な一つひとつの構成要素がそろっていたとしても、酵素の働きがなければ、発芽の化学反応を起こすことができません。

酵素が働いて発芽のプロセスが進むと、食べ物としての価値も最大化されます。アミラーゼ酵素によって、種子の炭水化物は糖分に分解され、プロテアーゼ酵素によってタンパク質はアミノ酸に、リパーゼ酵素によって脂質は脂肪酸に変わります。それを食べる動物にとっては、最も消化しやすい状態になっており、自身の消化酵素を無駄遣いせずにすみます。

酵素は熱に弱いということがわかっており、約48℃以上の熱で活性を失い、いわば死滅状態になります。ですから、現代社会で当たり前になっているすべての加熱調理で、酵素は死滅してしまいます。すべての生の食べ物には酵素が含まれていますが、茹でる、蒸す、煮る、焼く、揚げるなどの調理工程を経た場合、酵素は完全に破壊されます。

この、食べ物の中に含まれている酵素のことを食物酵素と呼びます。これとは別に、ヒトや動物の体内で働く酵素があり、消化酵素と代謝酵素の2つに分けることができます。消化酵素は、食べ物を消化するための酵素です。代謝酵素は、生体内で起こる無数の化学反応に関わっており、瞬きをしたり、関節を動かしたりするだけでも代謝酵素が必要とされます。

酵素栄養学を学ぶ上でのポイントは、食べ物の食物酵素と、生体内の消化酵素と代謝酵素の

3つの酵素がどのようなバランス・関係で成り立っているかを常に考えることです。酵素栄養学は、それ自体独立した科目として集中的に学ぶ価値のあるもので、米国で栄養学を学ぶ人たちの間では必須科目になっているといいます。酵素栄養学の創始者とされているエドワード・ハウエル医学博士（1898〜1988）の著書『Enzyme Nutrition（酵素栄養学）』は、酵素に関心のある人たちの間でバイブル的存在になっています。

そんなハウエル博士の研究に基づきながら、ここでは、人々の見方を変えることになった、特に重要な概念を取り上げたいと思います。まずは、食物酵素胃と事前消化について確認し、次に、酵素預金のコンセプトについて説明します。最後に、加熱調理による酵素不足がもたらす代償について考察します。

●何もしていない胃の発見

鯨の体には3つの胃袋がありますが、昔、このことが動物学者たちを悩ませました。

1番目の胃袋から数十頭のアザラシが見つかりました。しかし、消化液が分泌されるのは3番目の胃袋だけで、1番目の胃袋に消化液はありません。また、鯨の唾液には、ヒトの唾液に含まれるアミラーゼのような消化酵素も含まれていません。そして、胃と胃の間をつなぐ通路はとても狭く、アザラシがそのまま通り抜けることはできず、何らかの形でアザラシを細かく分解する必要があります。一体、消化液の分泌がない状態で、アザラシはどのようにして次の胃袋に到達することができるのでしょうか?

答えは、アザラシ自身がもっている酵素にありました。アザラシの胃の中には消化酵素と膵液が含まれ、各筋肉や器官にはカテプシンというタンパク質分解酵素が含まれていますが、それが食物酵素として働き、アザラシを分解・消化していたのです。カテプシンは、動物が死ぬと活動しやすい状態になり、組織や細胞を自己消化します。これによって、鯨は自身の消化液を使わずに、アザラシを分解することができます。

このように動物たちは、消化液を分泌する胃袋の前に、前胃と呼ばれる胃袋をもっています。この前胃の生物学的役割は不明とされていた時期がありましたが、「食物酵素胃」としての役割を果たしていることが発見されました。動物たちは、前胃で食べ物の食物酵素を働かせて、上手に事前消化を行っているのです。

リスには、木の実を貯めるための頬袋があります。頬袋の中は適度な温度と湿度になっていて、木の実の食物酵素が働き始めます。穀物を主食にしているニワトリやハトなどの鳥類は、喉元にそのう(素嚢)と呼ばれる袋をもっています。食べた穀物はそのうに約12時間滞留することになり、穀物の発芽プロセスが始まり、その過程で食物酵素による自己消化が行われます。

牛や羊のような反芻動物には4つの胃があり、最初の3つが前胃で、4番目のもっとも小さい胃だけが消化酵素を分泌します。前胃には小さい原生動物が住んでいて、食べ物の消化を助けています。

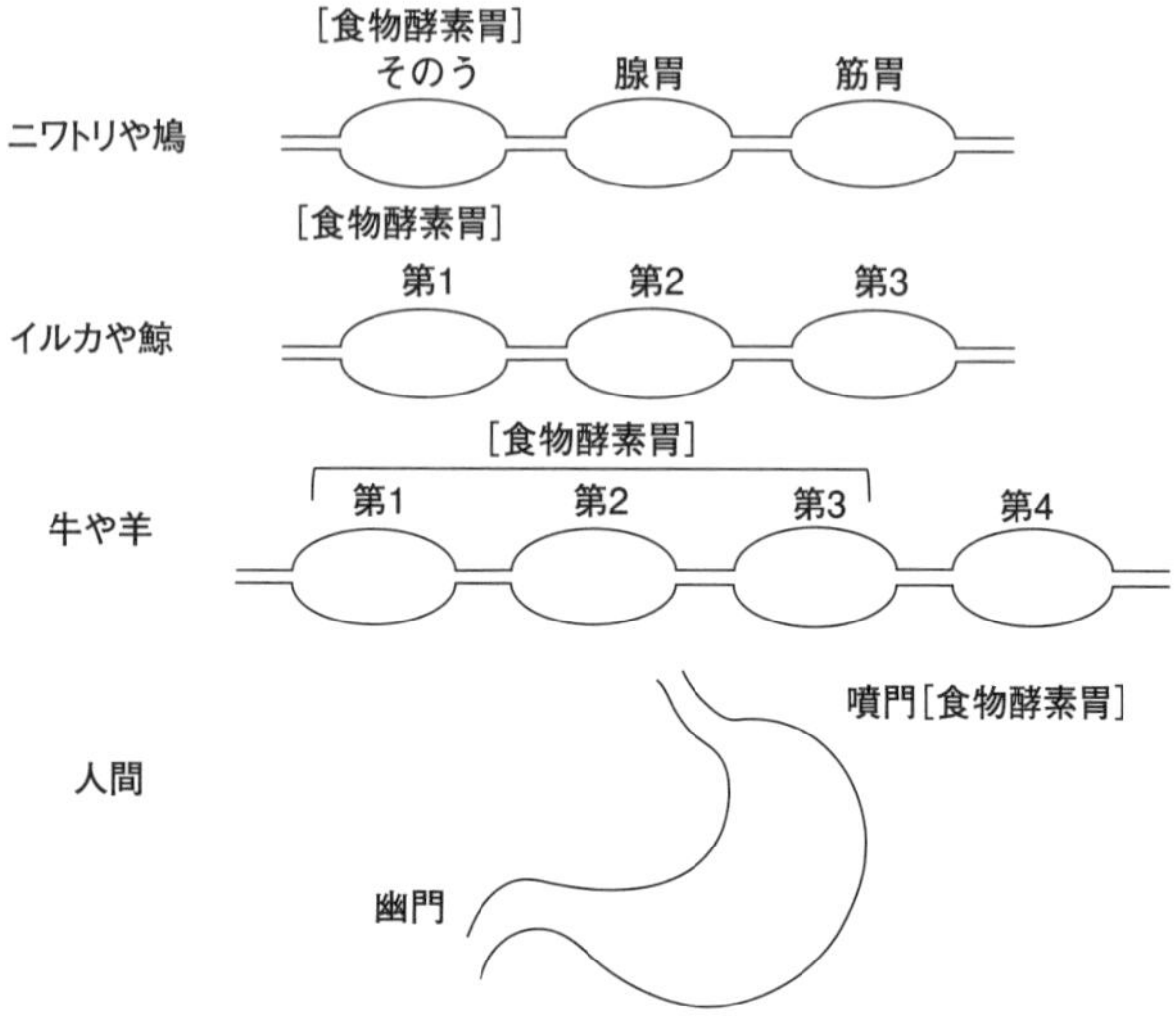

食物酵素胃は人間にもあります。人間の胃は、噴門と呼ばれる上部と、幽門と呼ばれる下部の２つに分かれています。解剖学の教科書の定番である『グレイ解剖学』では確かに、ヒトの胃が、生理的に異なる２つの部分に分かれていることが示されています。そして、噴門部分では食べ物が貯められて、唾液の消化酵素による消化が続くと記載され、幽門部分ではペプシンと酸による消化が行われることが説明されています。また、上側の噴門部分では蠕動運動が行われないことも付け加えられています。

噴門部分では、消化液も分泌されず、蠕動運動も行われません。では何をしているかというと、特に何もしていません。ただ食べ物が１時間から１時間半の間、滞留するだけです。この噴門部分が食物酵素胃です。「唾液の消化酵素による消化が続く」の部分の記載は、酵素栄養学の観点から次のように言うこともできます。

「生の食品を食べた場合は、食品に含まれる食物酵素と、唾液に含まれる消化酵素による消化が行われる。しかし、加熱した食品を食べた場合は、唾液のアミラーゼ酵素しか働かず、炭水化物だけが分解されてタンパク質と脂質はそのままの状態で変化しない」

動物もヒトも、食物酵素胃という事前消化の仕組みをもっていて、食物自身がもっている食物酵素をうまく働かせてから胃液による消化を行います。しかし、この事前消化の仕組みが働くのは、生の食べ物を食べたときだけです。加熱調理された食品を食べた場合は、事前消化が行われない分、胃でより多くの消化酵素を分泌しなければならないのです。ハウエル博士は、酵素のない食べ物でつくられた食事を「マイナスの食事」と呼びました。

●一生のうちに使うことのできる体内酵素の量は限られている

酵素栄養学の研究が活発化する前、人間は消化酵素を無尽蔵に製造し続けることができると考えられていました。それが本当であればどんなによかったことでしょう。加熱調理されて食物酵素が失活した食品を好きなだけ食べたとしても、何の問題もなく消化し続けることができるのですから。しかし、研究が積み重なるにつれ、生物が使うことのできる体内酵素には限りがあることが立証されていきました。限りがあるということは、酵素を無駄に消耗していると最終的には生理的な破綻を迎えるということです。

シンプルでわかりやすい調査として、人間の唾液に含まれる消化酵素について調べたものがあります。米国のシカゴにあるマイケル・リース病院の研究では、若者グループ（21～31歳）と高齢者グループ（69～100歳）の2つのグループで、唾液に含まれるアミラーゼ酵素の量を比較しています。その結果、若者グループは高齢者グループよりも、唾液中のアミラーゼ酵素が30倍以上多いことがわかりました。同じ人間の唾液にもかかわらず、消化酵素の量にこれだけの差があるのは驚くべきことです。また、消化酵素のペプシンとトリプトファンについても、高齢者グループは若者グループの4分の1程度に減っていました。膵臓の分泌液に含まれるアミラーゼとリパーゼについても減少が認められています。

ハウエル博士は、生物が一生のうちに使うことのできる酵素には限りがあることを「酵素預金」という言葉を使って表現しています。限られた預金ですから、浪費しないように気をつける必要があります。消化酵素の消耗を食い止める唯一の方法は、酵素を外部から補うこと、つまり、食物酵素が生きている生の食品を食べることです。

加熱調理されて酵素が失活した食品を食べているのは人間だけですが、このことと、人間の世界にだけガンや糖尿病などの退化病が蔓延していることとは関係があります。例えば、糖尿病患者は、糖の代謝が悪いだけではなく、タンパク質や脂質の代謝も悪いことが多く、動脈硬化など血管に障害のある人は、血液中のリパーゼ酵素の働きが弱くなっていることが多いという傾向があります。食物酵素の含まれていない加工食品を多食した結果、体内酵素を浪費して、代謝に支障をきたしていることが推測されています。また、若い人が生活習慣病になりにくいのは、体内酵素の預金がまだ多く残っているからです。

このように、酵素の消耗という観点から、生活習慣病を考えることもできます。

●食物酵素の破壊が膵臓の肥大をもたらしている

加熱調理によって食べ物の食物酵素が破壊された場合、食物酵素による事前消化が行われないため、唾液腺や膵臓などの消化液の分泌に関わる器官は、消化酵素を多く分泌しなければなりません。この過重労働は臓器の肥大をもたらします。

アラスカ大学の研究者たちの調査によると、野生のネズミの場合、体重に対する膵臓の重さの割合は0・32％という値でした。これに対して、酵素のない食事を与えられた実験室のネズミの場合、膵臓の重さの割合は0・84％でした。実験室のネズミの膵臓は、野生ネズミの膵臓より2倍以上も重くなっていたのです。

この臓器の肥大が人間でも起きていることを調べるため、ハウエル博士は、さまざまな動物で「体重に対する膵臓の重さの割合」を調べています。羊、牛、馬、ラクダ、ヒトで調べた結果、次の表のようになりました。

ヒト以外の動物はだいたい同じような値でしたが、ヒトの膵臓だけ2倍以上の値になってい

体重に対する膵臓の重さの割合を比較

	体重（単位：グラム）	体重に対する膵臓の重さの割合（%）
羊	38,505	0.0490
牛	455,265	0.0680
馬	543,600	0.0603
らくだ	509,400	0.0556
ヒト	63,420	0.1400

（出典：DR. EDWARD HOWELL, FOOD ENZYMES for Health and Longevity, Lotus PRESS, 2014, Chapter 6）

ました。このデータだけをもってして、ヒトの膵臓が肥大していると言い切るのは無理があると感じた人も多いでしょう。その通りだと思います。ヒトの膵臓が肥大しているか調べるのに最もよい方法は、普通の加熱食の人間と、生食主義の人間とで膵臓の重量を比べることです。しかし、生食を実践している人間は非常に少数派であり、そもそも生食主義者のデータが当時手に入らなかったのです。そこで、生食が当たり前の野生動物たちのデータを用いたというわけです。

しかし、博士はその後、別の興味深いデータに遭遇しています。それは、フィリピンの大学が行った、768体のフィリピン人の検視解剖の結果でした。驚くべきことに、フィリピン人の膵臓は、ヨーロッパ人やアメリカ人の膵臓と比べると、25%から50%重かったのです。フィリピン人の方が体格が小さいにもかかわらず、膵臓はフィリピン人の方が重いという意外な結果でした。これは、フィリピン人が米を主食にしており、毎日3食とも米を食べることが原因と推定されています。米の常食が大量の消化酵素（特にアミラーゼ）の分泌を招き、膵臓の肥大をもたらしたのです。

膵臓の肥大という現象は、決して〝望ましい適応〟ではなく、多くの場合、臓器の変性という病的異常の初期症状です。膵臓は「沈黙の臓器」ですから、たとえ過重労働をしていても、それを直接感じとることはできません。しかし、少し間接的な方法であれば確かめることができます。食事をした後に眠気を感じたことはないでしょうか。食べた後に眠くなるという現象は、普通のこととされています。しかし、果物など生の食べ物を食べたときは、この現象が起きにくいのです。これは、人によって感じ方が違うのかもしれませんが、多くの生食主義者によって報告されていることです。

よく一言で「重い」と表現しますが、この「重さ」が食後に眠くなる理由です。これは、加熱調理された食品の消化には莫大なエネルギーが必要になることを示しています。

生の食べ物を食べたときの体の軽さを感じてほしいと思います。ハウエル博士によると、一般的にカロリーの高い生の食品には、豊富な酵素が含まれています。アボカド、パイナップル、バナナ、パパイヤ、マンゴー、イチジク、生のナツメヤシなどは良い酵素源です。

第４章　変わる毒物の収支

あなたのからだを動物の肉で汚染するようなことは慎むことだ。
トウモロコシもあるし、りんごもある。
りんごはその重さで枝が下がるほどたわわに実をつけている。
ぶどうもあるし、木の実や野菜もある。
これらのものが私たちの食べ物なのだ。

ギリシャの数学者　ピタゴラス（紀元前５８２年〜紀元前４９６年）

1　有害物質を避ける

「何を食べるべきか」という問題は、「何を避けるべきか」「何を減らすべきか」を慎重に考えることでもあります。特に、無数の化学物質と食品加工技術で溢れかえる現代社会においては、なおさらです。一般的な食生活から果実食に移行した場合に、明らかに摂取量が減少する有害物質があります。主なものを順に見ていきたいと思います。

(1)アクリルアミド――焦げが体に悪いのは本当

アクリルアミドは神経毒性および肝毒性を有することから劇薬指定されている物質で、もともとは工業分野で広く使用されてきました。しかし２００２年にスウェーデン政府が大学との共同研究で、あらゆる食品にアクリルアミドが含まれることを発見し、それ以来世界中で研究・評価・議論の対象になっています。

アクリルアミドは、炭水化物を多く含む食材を１２０℃以上の高温で加熱調理した場合に発生するため、特に次のような食品に多く含まれます。

・ポテトチップス、フライドポテト（芋を高温調理したもの）

・クッキー、煎餅などの焼き菓子
・天ぷら、コロッケなどの揚げ物
・パン、シリアル、即席中華めん
・お茶、コーヒー（焙煎工程で発生）

パンやクッキーのこんがり焼き上がった茶色は、アクリルアミドが大量発生していることを意味しています。国際ガン研究機関は、アクリルアミドを「ヒトに対しておそらく発ガン性がある物質（グループ２Ａ）」に分類し、神経毒性、遺伝毒性、および発ガン性の恐れを指摘しています。欧州食品安全機関（ＥＦＳＡ）も「アクリルアミドのリスクを評価したところ、ＤＮＡを損傷しガンを引き起こすとの結論に至った」と発表しました。

また、日本の食品安全委員会は「できるだけアクリルアミドの摂取量を減らす必要がある」と結論付けています。この表現は、「少量の摂取であれば問題ない」よりも強い勧告だと思われます。

一般的な食事のケースで、アクリルアミド摂取源の内訳を分析した結果（食品安全委員会、２０１６年）では、「高温調理した野菜など」から56・０％、「お茶やコーヒーなどの飲料」から17・０％、「菓子類」から16・０％、「パンなどの穀類」から５・３％、「カレールーなどその他」から６・２％と分析されています。

ローフードやフルータリアンの食事では、アクリルアミドの摂取量を大幅に減らすことができます。お茶やコーヒーを飲まないというフルータリアンの場合、おそらくアクリルアミドの摂取量はゼロです。自然界の野生動物たちも当然のことながら、アクリルアミドを摂取していません。

茹でる、煮る、蒸すなどの水を使用した加熱調理の場合、調理温度は120℃に達しないのでアクリルアミドは発生しません。つまり、パスタやジャガイモを茹でるだけなら大丈夫です。一般的な食事の場合でも、工夫次第でアクリルアミドを減らすことができます。私の場合、喫茶店のブラックコーヒーは許容しているのでそこからアクリルアミドを摂取していることになります。

(2)その他のＡＧＥ（終末糖化産物）――老化を進める原因物質

ＡＧＥについては第2章で述べましたが、もう一度おさらいしておきます。

ＡＧＥとは、終末糖化産物（Advanced Glycation Endproducts）のことで、強い毒性を持ち、老化を進める原因物質と考えられています。アクリルアミドはＡＧＥの一種ですが、他にもいろいろあります。カルボキシメチルリジン、ペントシジン、クロスリンなど100種類以上の物質が見つかっており、肌・血管・骨の老化、ガンや糖尿病など生活習慣病の発症、白内障やアルツハイマー病の促進など、さまざまな老化現象の原因となっていることがわかってきました。

ＡＧＥは、食べ物の中の糖質とタンパク質を同時に加熱することで発生します。食べ物を調理した後のこんがり焼き上がった茶色は、ＡＧＥが大量発生していることを意味しています。つまり、現代人が常食しているありとあらゆる加熱・加工食品にＡＧＥが含まれているのです。ステーキ・焼き肉・ハンバーグなどの肉料理、天ぷら・唐揚げ・コロッケなどの油もの、ビスケット・ドーナツ・パンケーキなどの菓子類、ポテトチップス・フライドポテトなど芋を高温調理したもの、プロセスチーズなど乳製品を加熱処理したもの、目玉焼きなど卵を炒めたもの等、数えればきりがありません。

調理の仕方によって発生度合いが変わります。蒸す・茹でる→煮る→炒める→焼く→揚げる、の順にＡＧＥが発生しやすくなります。揚げ物はＡＧＥが大量に発生します。ナッツを炒ったものもＡＧＥが発生しますが、ナッツを生のまま食べるのはよくありません。生のナッツには酵素抑制物質が含まれているためです。生のナッツは、水に数時間浸して酵素抑制物質を解放させてから食べるのがベストです。

⑶トランス脂肪酸——日本以外の国は規制強化の方針

トランス脂肪酸は、肉類や乳製品に天然に含まれるものと、油脂の加工時に人工的に生成されるものがあります。液体の植物油に水素添加を行って固形状にしたものが硬化油であり、硬化油はマーガリンやショートニング、ファットスプレッドの原料として使われます。この水素添加の過程でトランス脂肪酸が大量に生成されます。

硬化油を使用して製造されたさまざまな加工食品にトランス脂肪酸が含まれています。食品例としては、ケーキ用小麦、カップラーメン、フライドポテト、ドーナツ、ポテトチップス、クッキー、コーヒーフレッシュ、ホイップクリーム、ドレッシングなどがあります。市販のサラダ油、マヨネーズ、ドレッシングのほとんどに、水素添加を行った油が使用されています。油を160℃以上で高温加熱した際にもトランス脂肪酸が生成されるため、揚げる、焼く、炒めるといった調理過程においても発生します。

マーガリンなどの硬化油はプラスチックと構造が酷似しており、そのまま放置しても、アリやハエなどの虫も近寄りません。トランス脂肪酸は、油脂に含まれる脂肪酸の中で、最も健康への悪影響が懸念されています。トランス脂肪酸の摂取により、悪玉コレステロールであるLDLコレステロールが増加し、動脈硬化が進んで、心疾患の危険性が高まると考えられています。不妊や子宮内膜症との関連性が指摘され、各種ガン、糖尿病、潰瘍性大腸炎、非アルコール性脂肪肝炎、認知症などとの関連も疑われています。

世界保健機関（WHO）は2018年に「5年以内に世界全体での完全排除」の方針を打ち出しました。米国では、アメリカ食品医薬局（FDA）による全国規模の規制によって、硬化油を使った食品製造が2018年6月より禁止されました。この流れは世界中に広まり、各国がトランス脂肪酸含有量などの規制を強化しています。しかし、日本だけは、含有量表示の義務付けもなく、含有量の基準もない状態です。

フルータリアンは、加工油脂類を使用した加工食品を摂取しないため、トランス脂肪酸のリスクからは逃れていることになります。

(4)ダイオキシン――史上最強の猛毒

ダイオキシンの毒性は極めて強く、強い催奇形性・発ガン性を有します。「自然界に存在する最も毒性の強い物質のさらに10万倍の毒性を持つ」と評価され、「史上最強の猛毒」とも言われています。

教科書などの途中にあっさりと書かれていて驚くようなことなのですが、是非とも知っていただきたいことがあります。それは、「日本人のダイオキシン類摂取量のうち約7割は魚介類から摂取されている」という事実です。

また、ダイオキシンは脂肪に溶けやすいという性質があるため、肉類、乳製品、卵にも多く含まれる傾向があります。逆に、水に対しては不溶性または難溶性であるため、穀物類や果物はダイオキシンをほとんど含みません。人の体内に入った場合は、脂肪分の多い母乳などに高濃度に蓄積していくことになります。私が女性であれば、この事実を重く受け止めると思います。

⑸グリホサート――日本だけが残留基準値を大幅に緩和

グリホサートは、ラウンドアップと呼ばれる除草剤の主成分です。ラウンドアップは雑草を簡単に枯らすことのできる非常に強力な除草剤で、「驚異の除草力」などのキャッチコピーでホームセンターなどでも売られています。ラウンドアップは主に海外産の小麦、大豆、大麦、ヒマワリ、ジャガイモなどに撒布されています。

輸入小麦のグリホサート検出率は、アメリカ産、カナダ産の場合ほぼ１００％、オーストラリア産は50％近くです（２０１８年度、農林水産省「小麦（食用）のカビ毒、重金属及び残留農薬等の分析結果（平成30年度）」）。

厚労省の「グリホサート推定摂取量」という表によると、一般の日本人の場合、グリホサートの７割近くを小麦と大豆から摂取しています。その次に多いのが「てんさい」で、次が「さとうきび」と「なたね」です。

国際ガン研究機関（ＩＡＲＣ）は、グリホサートは「ヒトに対しておそらく発ガン性がある」と評価しています。強い発ガン性が疑われていることから、ラウンドアップ製造元のモンサント社に対して次々と裁判が起こされています。グリホサートの曝露と自閉症発症に相関関係があるとする研究もあります。腸内細菌叢を変えてしまうおそれ、生殖機能障害を起こすおそれなども指摘されています。

グリホサートの危険性が認知されるようになり、グリホサートを輸入禁止にしたり、規制を強化したりする国が相次いでいます。そのような世界的な流れに反し、日本だけはなぜか大幅に残留基準値を緩和しており、2017年には、小麦の基準値は6倍、とうもろこしは5倍、蕎麦は150倍に緩和されました。ヒマワリやベニバナの種子にいたっては、400倍という大幅な緩和が行われました。

フルータリアンは、小麦や大豆を食べず、てんさい、ヒマワリ・ベニバナの種子を使った加工食品も食べないので、今のところグリホサートを摂取していないことになります。

グリホサートの現実を知ったとき、ほとんどの日本人が示す反応は「どうしようもない」という諦めです。外食で使われている小麦の大半は、アメリカ産・カナダ産・オーストラリア産ですから、グリホサートを避けようとすればそもそも外食自体ができないということになってしまいます。しかし、フルータリアンは当たり前のようにこのリスクを逃れているのも事実です。

(6)水銀——日本人の水銀蓄積量は欧米人の2～6倍

四大公害の一つ、水俣病の原因物質です。神経系に障害を与える作用があり、重度の場合、知覚・運動・聴覚・触覚・視覚などに障害をきたすことになります。自閉症や発達障害との関連性も指摘されています。

日本人の場合、水銀摂取の8割以上が魚介類経由となっています。ワクチンの中にも防腐剤として水銀化合物が含まれています。虫歯の充填剤として使用される歯科用アマルガムから、水銀が溶出してしまうことも摂取要因になっています。

日本人は魚介類の消費量が多いため、体内の水銀蓄積量は欧米人の2〜6倍にもなります。私は爪ミネラル検査を2021年に行いましたが、水銀の検査値は定量下限値以下で、かなり低い値が出ました。水銀に関しては、やはり食事の選択が大きな影響を与えるようです。わかりやすく言えば、魚介類を食べないこと、または、魚介類の消費をできるだけ減らすことです。

水銀をはじめとする有害重金属は体内で自然に排泄されていくものですが、半減期（体内に入ってからその量が半減するまでの期間）は、メチル水銀の場合で約70日、鉛では数年から10年、カドミウムでは数十年とされています。

⑺ヒ素——米を危険視するスウェーデン

人体にとって猛毒であり、摂取量が少ないに越したことはありません。体内に取り込まれると、酵素の働きを阻害したり、タンパク質の合成に障害を起こしたりします。その結果、頭痛、体重の減少、虚弱、甲状腺腫、筋肉萎縮、肝障害、心臓肥大などの慢性中毒症状につながる恐れがあります。

発ガン性が報告されており、国際ガン研究機関（ＩＡＲＣ）の発ガン性評価では最も高い「グループ１」の「人に対する発ガン性が認められる」に分類され、米国環境保護庁（ＥＰＡ）の発ガン性評価でも「Ａ」の「人に対して発ガン性の十分なデータがある」と、最高ランクに分類されています。

日本人は、無機ヒ素の９割を米とひじきから摂取しています（ヒ素には有機ヒ素と無機ヒ素があり、無機ヒ素の方が毒性が高い）。

米は土壌のヒ素を吸収しやすいため、小麦や野菜などに比べて濃度は数十倍になります（参考：「食品に含まれるヒ素の実態調査」農林水産省２０１４年）。米に含まれる無機ヒ素は、玄米の外側のぬかに多く含まれているため、玄米よりも白米の方がヒ素の濃度が低くなります。

また、ひじきのヒ素濃度も高く、イギリスの食品規格庁は２００４年にヒジキの摂取を控えるように勧告したこともあります。食品以外ではタバコの煙にも含まれています。

スウェーデンは、高濃度のヒ素摂取に対する懸念から米を危険視しており、「６歳未満に米や米加工食品を与えてはいけない」と注意を喚起しています。

また、煎餅などの米菓子がアメリカに輸出された場合、「がん、先天異常、その他の生殖障害を引き起こす可能性があるヒ素が含まれております」といった警告がパッケージに表示されることになります。

米を主食とする日本人にとってはショッキングなことですが、米を主食としない海外の国は、米を冷静に見ています。

⑻カドミウム——日本人のカドミウム摂取の半分は米から

四大公害の一つ、イタイイタイ病の原因物質です。過剰摂取すると腎機能障害を引き起こし、骨からカルシウムが失われて、骨が変形したり折れやすくなったりします。

カドミウムは、根本的には土壌や河川水の汚染に由来するため、あらゆる食品に含まれています。

日本人の場合、米の寄与率が50％と最も高く、その次に寄与率が高いのが野菜・海藻類で15％、その次が魚介類で11％となっています（厚生化学研究1981～2001年の平均）。米の外側にある薄皮に多く含まれるため、玄米よりも白米の方が含有量が低くなります。

また、タバコの煙にも含まれています。

この時点で、五大有害重金属のうち、水銀、ヒ素、カドミウムの3つを取り上げたことになります。水銀は大幅な低減が見込めます。実際、私が受けた爪ミネラル検査では定量下限値以下でした。ヒ素とカドミウムについては、土壌の汚染に由来するものなので果物もそれなりの影響を受けますが、最も寄与率が高い米とヒジキを食べないことで、ある程度の低減が見込めます。

残りの2つ、鉛とアルミニウムについても簡単に触れておきます。

鉛による急性中毒は古くから知られています。鉛は中枢神経に対して有毒であり、たとえ低濃度でも、長時間曝された場合には、認知能力に障害を与え、精神遅滞や学習障害を引き起こすことが知られています。鉛の主な摂取源は水道水です。また、タバコの煙にも含まれています。

水道管が鉛製の場合、水道管から鉛が溶け出して水に入っていきます。昭和の頃に敷設された水道管は鉛製のものが大半であり、未だに多くの家庭で使われています。フルータリアンは果物から十分に水分を摂取しているため、水道水の摂取量は自然に減っていきます。そういう意味で低減効果は見込めるかもしれません。

次にアルミニウムですが、体内に蓄積した場合、認知障害、食欲不振、胃腸障害、神経疾患、骨障害等の症状が起きる可能性があります。アルミニウムの最大の摂取源は食品であり、海藻、貝類、大豆、ゴマ類、葉菜類に多く含まれています。

ベーキングパウダーなどの膨張剤を使用した穀類加工品や菓子類からの摂取が最も多くなっています。漬物に使われるミョウバンをはじめ、色止め剤、品質安定剤、着色料などの食品添加物にもアルミニウムが含まれています。フルータリアンは穀類加工品や菓子類を食べないので低減効果はありそうです。

⑼ベンゾピレン――肉を炭火焼きにすると最も多く発生

ベンゾピレンは、有機物の不完全燃焼や熱分解等によって生成される物質で、炭火焼きなどの直火調理や、燻製などの食品加工で特に多く発生します。国際ガン研究機関（ＩＡＲＣ）の発ガン性評価では最も高い「グループ１」（人に対する発ガン性が認められる）に分類され、発ガン性、変異原性、催奇形性が報告されています。その毒性から、近年、国際的に規制が厳しくなる傾向にあります。

発生源は多岐にわたりますが、食品からの摂取量が大きいと推定され、焼き肉・焼き鳥・焼き魚など直火調理された食品、鰹節およびその加工品が主な摂取源です。

⑽ニトロソアミン――食肉加工品や魚肉練り製品に由来

ハム、ベーコン、ウインナー、ソーセージなどの食肉加工品や魚肉練り製品には発色剤として亜硝酸塩が使われています。この亜硝酸塩が、肉や魚介類に含まれるアミンという物質に反応するとニトロソアミンが生成されます。亜硝酸塩とアミンは高温化で反応が進行しやすく、人の体内に入ってからニトロソアミンを形成します。ニトロソアミンは強い発ガン性を示します。

ベンゾピレンとニトロソアミンは、肉食の発ガンリスクを議論する際に、最もよく言及される発ガン性物質です。

⑾各種食品添加物――日本は１５００種類以上

甘味料、着色料、保存料、増粘剤／安定剤／ゲル化剤、酸化防止剤、発色剤、漂白剤、防かび剤、乳化剤、膨張剤、酸味料、香料、調味料、膨張剤、ｐＨ調整剤、豆腐用凝固剤、ガムベース、苦味料、光沢剤などさまざまなものが各目的に応じて食品に添加されています。

２０２０年2月時点で、指定添加物と分類されるものが４６４品目、既存添加物が３６５品目、一般飲食物添加物が１００品目程度、天然香料が６００品目程度と、合計で１５００品目を超えます。

個々の毒性・安全性については他書に譲りたいと思いますが、中には発ガン性、催奇形性、変異原性、慢性毒性、急性毒性を疑われているものもあります。

これらの添加物が多く使われているのは、スーパーやコンビニで売られている調理済み食品、加工食品、清涼飲料水などです。フルータリアンは基本的に加工食品を避けるので、これらに由来する食品添加物を避けることができます。

ただし、輸入されたオレンジ、グレープフルーツ、レモンに防かび剤の「ＯＰＰ（オルトフェニルフェノール）」が使われていたり、ドライフルーツに漂白剤として亜硫酸塩が使われていたり、一部の果物で使われている添加物もあります。これらについては別に考える必要がありますので、注意すべきリスクとして後で取り上げます。

食品添加物のような化学物質については、本当の意味での安全性が確立されるまでの道のりは遅々としたものです。何年も経ってから危険性が明らかになることもあります。「疑わしきは避ける」というスタンスで構えるのが一番無難です。

●心得ておきたいポイント

ポイント1：魚介類の汚染リスク

魚介類はダイオキシン以外にも水銀、カドミウム、有機塩素系農薬、ＰＣＢ、有機スズ化合物、有機臭素系化合物なども含まれ、まさに汚染物質の宝庫と言えます。ＰＣＢや有機スズ化合物は、環境ホルモンとも呼ばれ、内分泌攪乱作用が疑われています。

これら有害物質は、大型魚になるほど濃度が高くなります。小型魚がプランクトンを食べて、大型魚が小型魚を食べるという食物連鎖の過程で、汚染が濃縮されていくからです。日本人が当たり前に食べているマグロ、サケ、カツオなどは大型魚に分類されることを改めて認識する必要があります。

食物連鎖の頂点に立つクジラは、メチル水銀の濃度が最も高く、規制値を大幅に上回ることが話題になることもあります。クジラ漁は、食文化の違いや動物の命といった観点から議論されることが多いのですが、諸外国はその水銀濃度の高さにも注目しています。

また、2011年の原子力災害以降は、これに放射能汚染のリスクが加わります。特に、放射性物質のストロンチウム90は魚の骨に溜まりやすく、半減期も約29年と長いことから、その危険性を指摘する声は多いです。当時、海洋汚染に対する懸念から、寿司業界の市場規模もかなり縮小していくのではないかと予想した人もいましたが、10年経ってみて、その予想は外れてしまいました。回転寿司チェーン大手の中には、2021年の中間決算で過去最高益を叩き出した企業もあれば、国内売上の過去最高を更新した企業もあります。

ポイント2：フルータリアンも心得ておきたいリスク

・アフラトキシン

アフラトキシンは、穀類、ピーナッツ、ナッツ類、とうもろこし、ドライフルーツなどに付着した熱帯性のかび胞子が生成するかび毒の一種です。アフラトキシンB_1は、天然物で最も強力な発ガン性を有しており、特に肝毒性が強く、肝臓ガンの原因になります。熱に強く、加熱してもその毒性は失われません。

アフラトキシン汚染は、熱帯性のかびによるものなので、国内では発生しないと言われています。輸入時の検査では、ピーナッツやナッツ類でアフラトキシン汚染が判明する事例が比較的多くなっています。

最近の傾向として注意が必要なのは、アフラトキシン汚染が世界中に拡大していることです。

これまで、輸入食品のアフラトキシン汚染は米国と中国の食品だけでしたが、2021年には、ヨーロッパ、アフリカ、中東、アジア、南米の19ヶ国の食品から汚染事例が出ています。また、アフラトキシンは熱に強いため、ピーナッツ製品やナッツ菓子などの加工食品から検出されることもありますが、米国と中国以外にも、さまざまな国の加工食品からアフラトキシンが検出されています。

検査体制は厳しいものの、検査方法は抽出検査であり、ナッツの一粒ずつを検査しているわけではないので、完全にゼロリスクとは言い切れません。気になる場合は国産のナッツを選ぶこともできます。

ちなみに、私がナッツ類を食べない理由ですが、アボカドが好きすぎてアボカドから脂肪を摂取し過ぎてしまうということがあって、それ以上脂肪摂取量を増やさないためにも、ナッツ類は食べないことにしています。ナッツ類はコストパフォーマンスがそれほど良くないという経済的な事情もあります。

・輸入柑橘類に使われる防かび剤

OPP（オルトフェニルフェノール）およびOPP-Na（オルトフェニルフェノールナトリウム）は、防かび剤（防ばい剤）として1977年から輸入柑橘類に使用されてきました。動物実験では高い割合で膀胱や腎臓にガンが発生し、発ガン性が明らかになっています。

同じく防かび剤として使用されてきたTBZ（チアベンダゾール）は、動物実験で催奇形性が認められています。検査の結果、果実の皮からＯＰＰとＴＢＺが検出されています。果肉にも残留し、皮よりも一桁低いレベルで検出されています。

ＯＰＰとＴＢＺに続いて１９９２年に認可された防かび剤のイマザリルは、急性毒性が強く、化学物質の毒性を評価している国際機関のＩＰＣＳは「肝臓に影響を与え、機能障害や組織損傷を起こすことがある」と指摘しています。

これらの防かび剤は、発ガン性や急性毒性が科学的に明らかになっているものの、アメリカ政府の圧力もあって使用が認められてきました。科学的判断よりも政治的判断が優先されてきたという点では注意が必要です。

なお、ＯＰＰ、ＴＢＺ、イマザリルなどの防かび剤は通常、国産のオレンジ、レモン、みかんには使われません。輸送にそれほど時間がかからないためです。

・亜硫酸塩

亜硫酸塩は、ワインの酸化防止剤として使われるほか、ドライフルーツの漂白剤としてもよく使われています。急性毒性が強く、４ｇの摂取で中毒症状があらわれ、５・８ｇの摂取で、胃腸に激しい刺激を起こすとされています。

見た目をよくするためのもので本来は必要のないものです。胃の敏感な人は注意した方がよいでしょう。

ポイント3：合成洗剤対策

ローフードやフルータリアンの食生活を実践していると、体のデトックス作用が活発になります。このデトックス作用を妨げないためにも、併せて〝合成洗剤対策〟を行うことをオススメします。

合成洗剤とは、石油から合成された合成界面活性剤を主成分とする洗浄剤のことで、私たちが日常的に使用している洗濯用洗剤、台所用洗剤、シャンプー、リンス、ボディーソープ、ハンドソープ、歯磨き粉などが該当します。これら合成界面活性剤を、無添加の石けんや天然の泥に置き換えることで、体に接触する毒物を減らしていきます。合成界面活性剤は自然界には存在しなかった物質で、約60年の浅い歴史しかありません。この間、化学物質過敏症、アトピー、アレルギーのような健康被害およびさまざまな環境問題との関係が指摘されてきました。

合成洗剤の第一人者である坂下栄博士の著書『合成洗剤　買わない主義　使わない宣言』（メタモル出版）では、メダカを使った恐ろしい実験が紹介されているので、簡単にまとめてみます。

四〇〇㎖の水が入ったガラス容器に数匹のメダカを泳がせ、その上から界面活性剤の原液をほんの〇・五滴たらしました。

すると、早いものではたった五分で死に、二〇分以内にすべてのメダカが死んでしまいました。

背中が折れるようにしてバタバタともがき苦しみながら死んでいきました。

それに対して、石けんを溶かした溶液のメダカは一二〇分を超えても元気に泳ぎ回っていました。


合成洗剤には、皮脂の脂を剥ぎ落として細胞膜を溶かす「乳化作用」と、溶かされた細胞膜と細胞間を通過する「浸透作用」があります。この「細胞膜を溶かす→細胞内に浸透する」作用を繰り返す過程で、細胞内のタンパク質を変性させ細胞を破壊していきます。これがメダカが死んだ原因です。また、合成洗剤のもう一つの特徴として「残留性、難分解性」があります。石けんの場合、石けん液が下水に流れても、1日で生態系に還元され、最終的には二酸化炭素と水に分解されますが、合成洗剤は分解されるのに何日もかかり、環境水中に長くとどまります。この「残留性、難分解性」は、環境水中に限らず人間の体内においても同じで、肝臓の解毒機能にとって大きな負担となります。

毎日仕事でシャンプーをしている美容師さんの手荒れがひどいことは有名です。一方、豆腐工場で豆腐づくりをしているスタッフの人たちは、手がきれいだといわれています。同じ水仕事をみても、合成洗剤の毒性がわかります。

商品パッケージにはさまざまな化学物質名が記載されていますが、基本的には「疑わしきは使用せず」というスタンスをとるのが望ましいと思います。また、地球環境を守るためにも石けん生活を実践している人がたくさんいることを知ってほしいです。

●果実食主義の食生活は比較的有害物質の負担が少ない

こうして見てみると、食品の加熱処理によって生成される有害物質が意外と多いことがわかります。アクリルアミドに代表される各種ＡＧＥ物質、肉類を炭火焼きにすると最も多く発生するベンゾピレンなどです。魚介類を摂取しないことで、ダイオキシン、水銀、カドミウムなどの有害物質の低減も見込めます。

加工食品を食べないメリットも大きく、高度な加工食品の代表である植物油を避けることで、トランス脂肪酸を摂取せずに済みます。また、小麦や大豆、およびそれらの加工品を食べなければ、グリホサートを摂取することもありません。そして、加工食品に使われている無数の食品添加物を避けることができます。

米とヒジキを減らすことで、ヒ素とカドミウムの低減にもつながるでしょう。もちろん果物や野菜に問題がないわけではありませんが、トータルで考えた場合に、果実食主義の食生活は、比較的有害物質の負担が少ない状態をもたらすでしょう。

また、果物や野菜自身がデトックス食材と称されることもあります。これは本当でしょうか？　次に、デトックスについて考えたいと思います。

2　ローフード式デトックスの極意

まず、多くの果物と野菜自体にデトックスに有効な成分が含まれていることを確認したいと思います。すべてを列挙することはしませんが、大きく分けて、次の3つの作用に分類することができます。

(1)「捕まえて出す」系

トマトやリンゴに多く含まれる水溶性食物繊維のペクチンは、有害物質を吸着し体外へ排出する効果があります。

タマネギ、ブロッコリー、リンゴなどに豊富に含まれるポリフェノールのケルセチンは、有害ミネラルとキレート結合する働きがあります。

(2)「肝臓の解毒を強くする」系

キャベツ、ブロッコリー、ダイコンなどに含まれるイソチオシアネートや、タマネギ、ニラ、ニンニク、ネギなどに含まれる硫化アリルは肝臓の解毒力を高める働きがあります。

アボカドに多く含まれるグルタチオンも生体の解毒作用を助けます。

(3)「活性酸素を抑える」系

体内に有害ミネラルが残った場合、そこから活性酸素が発生します。野菜や果物に含まれるベータカロテンやビタミンCには、活性酸素の働きを抑える効果があります。

●定期モノダイエット

次に、これら果物や野菜のデトックス作用を最大限活かすことのできる、ローフード（生菜食）ならではのデトックス術「定期モノダイエット（Periodic Monodieting）」を紹介したいと思います。定期モノダイエットは、ナチュラルハイジーンを世に広めた世界的ベストセラー『フィット・フォー・ライフ』の著者、ハーヴィー・ダイアモンド博士が自ら実践していたデトックス術です。

ナチュラルハイジーンは世界的に最も有名なローフードダイエット理論の一つで、人間を果食動物と考え、果物と生野菜を主体にした自然食を推奨しています。本書をきっかけにフルータリアン・ダイエットに興味を持った人は、「ナチュラルハイジーン」で検索して類書をあたってみることをお勧めします。

モノダイエットという言葉は「たった1種類の果物か生野菜に限定した100％ローフードの食事」という意味で使われることもありますが、博士の場合、「果物と生野菜、またはそれらのジュースから成る100％ローフードの食事」という意味で使っています。

つまり、定期モノダイエットとは、果物と生野菜、またはそれらの生ジュースから成るダイエットを定期的に繰り返すデトックス方法です。デトックスの期間と繰り返す頻度についてははっきりと決まっておらず、個人のライフスタイルに合わせてフレキシブルに調整することができます。

例えば、次のようなパターンが考えられます。

パターン1：新鮮な果物・生野菜のジュースだけを1〜3日間飲む。
パターン2：新鮮な果物・生野菜のジュースと、固形の果物と生野菜だけの食事を3〜5日間続ける。
パターン3：新鮮な果物・生野菜のジュース、固形の果物と生野菜、およびサラダから成る食事を7〜10日間続ける。

ここで示したパターンはあくまで一例であり、個人によって違います。また、頻度についてもさまざまなバリエーションが考えられますが、1年のうちの3〜4回の大型連休のタイミングで実施するという人もいれば、わかりやすく1ヶ月ごとに一度実施するという人もいます。
慣れてくると、どれくらいの日数、モノダイエットを続けたいのかが体でわかるようになってきます。毎月モノダイエットを実践するのが楽しみに感じられるようになれば、デトックスの良いサイクルに入ったと言えます。

モノダイエットの目的は、消化活動の負担を最大限減らして消化器官を休ませてあげること、それと同時に、体が必要とする栄養素を最大限与えてあげることです。この栄養素には、先述したデトックス効果のある栄養素も含まれます。

モノダイエットを実践する上で最も大切なルールは、「決して加熱食品を摂らない」ということです。加熱食品は消化に莫大なエネルギーを要するため、本来は毒物の解毒・排泄に使われるべきエネルギーが消化活動に奪われてしまうという問題があります。酵素を豊富に含んだ生の食材を摂取することで、消化器官を休ませることができます。その分、毒物の解毒・排泄にエネルギーを振り向けることができます。

この原理を一言で言えば、「消化器官を休ませ、内なる医師を助けること」です。人が有害重金属を解毒・排泄する場合、汗から3％、毛髪から1％、爪から1％、尿から20％、便から75％の割合で排泄しています。そして、この地道な作業は24時間休むことなく続けられています。これは、まさに人の体に備わった〝内なる医師〟の働きのおかげです。この内なる医師の働きを最大限解放するためのツールが、定期モノダイエットなのです。

●長期に及ぶデトックスの効果は現代科学では計り知れない

コロナ禍を経て「デトックス」という言葉を見聞きする機会が増えました。自身の体内の汚染、特に血液の汚染に関心をもつ人が増えているのでしょう。そんな中、特定のデトックス食材なるものにフォーカスして、その効能を過度に強調しただけの大げさな記事に遭遇することも多くなりました。それらの情報の問題点は、短期間で劇的なデトックス効果が簡単に得られるかのような印象を、情報の受け手に与えているところです。デトックスというのは、もっと長期間にわたって試みられる、地味な実践の繰り返しであり、また、そうあるべきだと思います。なぜなら、有害物質の中には、生物学的半減期が10年を超えるものも少なくないからです。

デトックスの実践は、スプリント型の短距離走ではなく、マラソン型の長距離走と考えるべきです。毎日の小さな積み重ねが大きな違いをもたらします。そして、その積み重ねが、ときに思わぬ奇跡をもたらし、人を感動させることもあります。

私が感動させられたのは、ハーヴィー・ダイアモンド博士の20年以上に及ぶデトックスのストーリーです。近年、博士の体調が優れないという噂が広まることがあり、そのせいでナチュラルハイジーンの効果を疑問視する人もいるようです。しかし実は、博士が今も生きていることと自体がすごいことなのだと思います。博士は、軍人としてベトナム戦争に従軍した過去を持ち、その時に米軍が散布した枯れ葉剤「エージェントオレンジ」を浴びているからです。

エージェントオレンジには、史上最悪の毒物であるダイオキシンが不純物として高濃度に含まれていました。博士は、エージェントオレンジが原因で、末梢神経障害と呼ばれる症状を抱えており、両腕の伸筋が麻痺して、腕をうまく上げることができず、両足にも少し不自由があるといいます。

エージェントオレンジが人体に取り込まれた場合、非常に奇妙な働きをします。曝露されてから約20年後に、筋肉が劣化し始めます。しかも、これは確実に起こり、不可逆的なものです。博士が、エージェントオレンジを浴びたのが１９６６年で、１９８６年に筋肉の劣化が始まりました。その後、米国のエージェントオレンジ支援団体との出会いがきっかけで、ベトナム戦争の参加者に、同じような症状で苦しんでいる人が多くいることに気づきます。

そして、筋肉の劣化から5年後、多くの人は車椅子生活になったり、死亡したりしました。しかし博士だけは違いました。筋肉の劣化から15年経って、その進行をなんとか食い止めることができたのです。

博士がナチュラルハイジーンを学び、定期モノダイエットを実践するようになったのが、曝露の4年後、１９７０年です。１９８６年に筋肉の劣化が始まり、そのときに初めて、自分がエージェントオレンジを浴びていたことに気づきましたが、後から振り返ってみれば、20年以上に及ぶ定期モノダイエットの実践が、結果的に博士の命を救ったのです。

博士のデトックスの奇跡が示していること。それは、たとえ史上最強の毒物に侵されても、たとえ症状の悪化が不可逆的に思えたとしても、長期に及ぶデトックスによって、人体は、その毒物に打ち勝つ可能性を秘めているということです。

このような長期に及ぶデトックスの効果が、科学的エビデンスに基づいた形で、今世紀中に証明されることはないでしょう。なぜなら、そのような食生活をしている人間は圧倒的に少なく、また現代の科学者ほど短期的な成果を求められる傾向が強く、20年という長期に及ぶ効果を追跡して検証する余裕などないからです。

よって、博士が体験したようなデトックスの物語は、口伝のような形で、人から人へと語り継がれていくことになるでしょう。中にはそれを奇跡と呼ぶ人もいるかもしれません。しかし、それを体験した本人にとっては決して奇跡などではなく、すべては毎日の小さな積み重ねがもたらした、紛れもない現実なのです。

「私の「果物を制限しないで食べる」という療法で、果物を食べ過ぎて悪化した人など一人もいません。

果物は生で食べます。

果物は自然の恵みが生み出した無限の生命を含む複合体であり、そしてなによりも生きています。

「生きた果物を食べる」ということは「生きた酵素」を食べることなのです。

私は「生体触媒」と呼んでいますが、これを食べることで、体内のあらゆる生化学反応が活発になり、体の根底から健康が回復します。

つまり生命に富んだ生きた果物をたくさん食べることが、糖尿病の治療につながるのだと確信しています。

フルーツ・クリニック「外園診療所」院長　外園久芳」

第5章　果物と闘病

1　果物で糖尿病を治す病院「フルーツ・クリニック」

前章では、生菜食ならではのデトックスアプローチについて取り上げました。ここではさらに興味を広げて、糖尿病とガンに焦点を当てて、果物を用いた闘病アプローチに着目します。

糖尿病とガンは、医学の進歩という言葉とは裏腹に、脅威が高まり続けている病気です。日本では、糖尿病患者とその予備軍の合計は2000万人と言われています。そして、日本人が一生涯のうちに何らかのガンに罹患する割合は2人に1人になっています。糖尿病とガンは、20世紀においても〝ありふれた〟病気でしたが、現在〝さらにありふれた〟病気になろうとしています。

糖尿病とガンの原因については、日々の食生活が大きな要因を占めています。これだけ多くの罹患者がいるということは、そもそもの食生活が根本的なところで間違っている可能性があるのです。これらの〝ありふれた〟病気は、日々の食生活と深い関わりがあるからこそ、果物を用いた自然食のアプローチについても着目してみる価値はあります。

なお、さまざまなアプローチを取り上げることにはなりますが、決して、特定の治療法について評価したり、推奨したりすることを目的にしているわけではありません。果物を用いた栄養療法的アプローチを探ることで、果物とデトックスの関係についてさらに考察を深めることを目的にしています。

私が約20年前にフルータリアン生活を始めた頃、「フルーツ・クリニック」といって果物で糖尿病を治療する病院がありました。院長で医学博士の外園先生は、『フルーツ・クリニック――果物が糖尿病を治す』（外園久芳／永田照喜治、葦書房）という素晴らしい本を残されています。フルーツ・クリニック外園診療所は先生の健康上の理由から、2007年12月で診療終了となってしまったようです。

フルータリアン生活を始めた頃、医学的・科学的な面で不安もあったのですが、フルーツダイエットを医療現場で応用されている方がいると知り、自身の食生活に確信をもつことができました。

果物で糖尿病を治療するといっても、患者さんにただ果物をたくさん食べてもらい、できるだけ加工食品を避けていただくというシンプルなものです。特別な薬は基本的に使いません。果物を食べると糖尿病につながると思っている人が多いので、よく驚かれたそうです。「果物＝糖尿病」の誤解は、現在においても払拭されていません。

●果物を用いた血糖値の実験

外園院長は、果物を使った血糖値の実験を自分で設計し、血糖値の調査を実施しています。

糖尿病の検査で一般的に行われるブドウ糖負荷試験を、果物で応用してみようと考えたのです。ブドウ糖負荷試験とは、まず空腹時の血糖値を測り、その後ブドウ糖75gを飲んで、1時間後、2時間後に血糖値とインスリン値がどう変化するかを調べる検査です。この1時間後、2時間後の血糖値が正常値を超えると、糖尿病と診断されたり、軽度の糖尿病である「境界例」と診断されたりするわけです。

実験ではまず、健康な人、糖尿病の人、境界例の人に普通のブドウ糖負荷試験を行い、空腹時、負荷1時間後、負荷2時間後の血糖値、血中のインスリン値を測定しました。次に日を改めて、ブドウ糖75gに相当する糖分を含んだ果物を食べてもらい、また同じように、空腹時、負荷1時間後、負荷2時間後の血糖値、血中のインスリン値を測定しました。

健康な人（4名）、境界例の人（1名）、糖尿病の人（2名）の血糖値のデータを次の表に示します（オリジナルのデータはグラフ形式ですが、簡略化して数字だけの表に加工しています）。

実験の結果、健康な人、糖尿病の人、境界例の人、すべてにおいて、果物を食べたときの方が血糖値が低いことがわかりました。また、インスリンの分泌量も、果物を食べたときの方が少ないという結果でした。同じ量の糖分を摂取しても、果物を食べたときの方が、血糖値が低く、インスリンの消耗も少なかったのです。

事例 1. 正常な人の血糖値	空腹時 血糖値	糖負荷 1 時間後 血糖値	糖負荷 2 時間後 血糖値
ブドウ糖 75g	92	110	88
イチゴ（糖度 10）750g	68	82	63

事例 2. 正常な人の血糖値	空腹時 血糖値	糖負荷 1 時間後 血糖値	糖負荷 2 時間後 血糖値
ブドウ糖 75g	86	91	68
日向夏（糖度 10）750g	75	73	63

事例 3. 正常な人の血糖値	空腹時 血糖値	糖負荷 1 時間後 血糖値	糖負荷 2 時間後 血糖値
ブドウ糖 75g	83	76	105
チェリートマト（糖度 9）830g	84	54	68

事例 4. 正常な人の血糖値	空腹時 血糖値	糖負荷 1 時間後 血糖値	糖負荷 2 時間後 血糖値
ブドウ糖 75g	97	125	95
ミカン（糖度 13）580g	92	80	83

事例 5. 境界型の人の血糖値	空腹時 血糖値	糖負荷 1 時間後 血糖値	糖負荷 2 時間後 血糖値
ブドウ糖 75g	100	182	104
ネーブル（糖度 13）540g	100	104	95

事例 6. 糖尿病の人の血糖値	空腹時 血糖値	糖負荷 1 時間後 血糖値	糖負荷 2 時間後 血糖値
ブドウ糖 75g	229	420	386
パイナップル（糖度 15）500g	157	251	163

事例 7. 糖尿病の人の血糖値	空腹時 血糖値	糖負荷 1 時間後 血糖値	糖負荷 2 時間後 血糖値
ブドウ糖 75g	206	348	356
スイカ（糖度 8）900g	100	172	118

出典：外園久芳・永田照喜治（著）『フルーツ・クリニック——果物が糖尿病を治す』葦書房（1999）pp.11-14、グラフデータを加工

●沖縄の激変が意味すること

次の表は、人口10万人あたりの糖尿病死亡率を都道府県別に示したもので、国が毎年発表しているる人口動態統計によるものです。

1984年のデータで真っ先に目を引くのは、沖縄だけ飛び抜けて死亡率が低いことです。ワースト1位の高知県の3分の1以下で、平均値の半分にも満たない値です。

しかし、その沖縄が、30年後の2014年には死亡率が3倍以上に跳ね上がり、ワースト11位に転落しています。ここで考えたいことは2つで、それは「沖縄だけなぜ死亡率が低かったのか」そして「30年間でなぜ激変したのか」ということです。

昔の沖縄は長寿地域と見なされていたこともあり、食生活の分析には諸説ありますが、加工食品が少なく自然の恵みをそのまま食べることが多かったという特徴があります。

まず、地元でできる果物が豊富で、島バナナ、パパイヤ、マンゴー、パイナップル、グァバ、シーカーシャーなど他県にはない独特の恵みがありました。豚肉は茹でて食べることが多く、魚は、皮ごと刺身にしたものの上に薬味をたっぷりのせてシーカーシャーを絞って食べます。野菜は、ゴーヤーなどの島野菜が豊富にありますし、海ぶどうやもずくなどの海藻もよく食べられていました。芋類は、田芋、水芋と呼ばれる里芋の仲間や、サツマイモなど、いろいろな種類のものが食べられていました。

やはり、「自然の恵みをそのまま」という発想が強く、加工食品が少なく加工度も低いとい

■ 都道府県別糖尿病死亡率（1984 年、2014 年、2022 年人口動態統計より）

都道府県	人口 10 万人当たりの糖尿病死亡率（都道府県別）		
	1984 年	2014 年	2022 年
全国平均	8.5	10.9	13.0
高知	13.3	12.5	15.8
佐賀	11.3	12.6	12.1
徳島	11.3	14.9	18.6
三重	10.6	11.5	13.6
鹿児島	10.5	14.0	14.3
鳥取	10.3	16.6	16.5
広島	9.9	11.4	14.1
富山	9.8	12.8	14.8
石川	9.8	9.9	14.1
熊本	9.5	10.3	13.1
新潟	9.5	12.6	14.7
茨城	9.4	13.2	15.6
奈良	9.4	9.7	14.6
福井	9.3	16.0	15.0
北海道	9.3	12.4	15.9
和歌山	9.2	11.5	13.2
大分	9.1	11.2	17.9
栃木	8.9	11.9	15.6
山梨	8.8	16.3	15.3
山口	8.8	10.7	14.1
福岡	8.8	11.8	13.9
兵庫	8.7	11.0	12.6
岩手	8.5	14.2	17.6

都道府県	1984 年	2014 年	2022 年
山形	8.4	11.6	10.4
愛媛	8.4	12.8	17.0
滋賀	8.2	8.0	12.4
群馬	8.2	11.6	15.8
香川	8.0	11.9	18.6
岡山	7.9	10.7	12.0
秋田	7.9	17.6	19.8
京都	7.8	9.9	11.9
長野	7.7	12.9	15.2
大阪	7.6	10.2	12.8
静岡	7.6	13.3	13.4
福島	7.5	15.3	18.8
宮城	7.5	10.8	10.9
青森	7.4	17.9	22.3
東京	7.3	9.3	10.3
島根	7.1	10.4	13.3
千葉	7.0	9.7	15.3
長崎	7.0	10.9	10.5
岐阜	6.9	10.4	12.6
愛知	6.2	7.5	8.3
宮崎	6.2	11.5	16.5
埼玉	6.1	9.8	11.6
神奈川	5.2	7.5	9.1
沖縄	4.1 (47 位)	13.2 (11 位)	15.1 (19 位)

うことが言えます。

しかし、この食生活も、その後の30年間で大きく変わりました。食の洋食化が進み、ファストフードやお菓子などの加工食品をよく食べるようになりました。その分、伝統的な沖縄料理を食べなくなっています。沖縄は、ファストフード店の土地あたりの店舗数が全国1位にまでなってしまいました。30年間で、糖尿病の死亡率が3倍以上に急増したのは、加工食品を多く食べるようになったためです。

これは他県でも同じで、すべての県で糖尿病の死亡率が上がり続けています。今もその傾向は続いており、２０１４年から２０２２年のたった8年でも、死亡率の明らかな上昇が確認でき、驚きを隠せません。

沖縄と同じことは世界中で起きました。南太平洋に浮かぶ島々、トンガ王国とナウル共和国は、最も急激な変化に見舞われることになりました。

トンガ王国の人々はもともと、タロイモやヤムイモなどのイモ類、バナナなどの果物、魚が中心の食生活をしていて、健康的な人が多く、食習慣病もあまり知られていませんでした。しかし、肉食中心の食文化やファストフードが流入してから、糖尿病が激増し、社会問題になっています。

ナウル共和国も、タロイモ、ココナッツなどのトロピカルフルーツ、魚が中心の食生活をしていたところ、肉食中心の食文化が持ち込まれて、島民の3人に1人が糖尿病になり、罹患率は世界一になりました。

両国とも国民の大半が肥満で、それが糖尿病と関連づけられることも多いのですが、実は昔から大食漢で太っていました。すごくたくさん食べる「健康的な肥満」で有名だったのです。ですから、同じ大食いでも、何を食べるかによって健康状態は大きく変わります。やはりここでも、加工食品の摂取量の増加が、変化を読み解くキーポイントになりそうです。

●生きている食べ物と死んだ食べ物

外園院長は、果物を「生きている食べ物」、加工食品を「死んだ食べ物」と表現しました。生きている食べ物が死んでしまうとき、そこには色々な殺され方、つまり加工方法があります。

1つ目は、熱加工（茹でる、焼く、蒸す、揚げる、炒める）。

2つ目は、物理的加工（切り刻む、すりつぶす）。

3つ目は、化学的加工（防腐剤、着色料、漂白剤、香料、調味料、酸化防止剤、合成保存料などの食品添加物）。

この3つの加工方法のすべてが複合的に使用されているのが「パン」です。まず、小麦を脱穀した後、製粉機で粉砕して粉にし（物理的加工）、次に漂白剤や防腐剤などの薬品を加えてイースト菌で発酵させ（化学的加工）、最後はオーブンで高温で焼いたら（熱加工）パンが出来上がります。

もう一つの代表的な加工食品が「植物油」です。植物油が加工食品というイメージは薄いかもしれませんが、単純に絞って終わりというわけではなく、かなり複雑な工程を経ます。原材料の粉砕、事前加熱、プレスによる排出、有機溶剤を用いた抽出、遠心分離式ろ過、苛性ソーダの添加による脱酸、漂白剤による漂白、蒸気注入による脱臭などの工程があり、物理的加工・化学的加工・熱加工が複雑に組み合わされています。この過程で、有害なトランス脂肪酸が生み出されるばかりか、栄養素の破壊も起こります。

パンや植物油のような加工食品の摂取をできるだけ減らし、代わりに「生きている食べ物」、つまり果物をたくさん食べて体の代謝異常を治していきます。生きている食べ物には、生きた酵素が含まれています。外園院長はこれを「生体触媒」と呼び、病気を治し、健康を保つ上で重要なファクターになると仮定しました。

●果物と果糖を同一視する安易な還元主義への警告

血糖値の実験からわかる重要なことは、果物をそのまま食べる場合と、分離精製されたブドウ糖を食べる場合とでは、血糖値やインスリン値に与える影響が全く異なるということです。含まれている糖分の量は同じでも、果物の場合は血糖値の上昇が緩やかだったのに対して、ブドウ糖は血糖値を著しく上昇させました。ですから、果物にも糖分が含まれるからといって、精製分離された糖分と同一視するのは早計です。

「果糖は血糖値を上げるから、果物を食べない方がよい」と言う人もいます。増加し続ける糖尿病や肥満への恐怖感も手伝って、この考えが広まりやすいのも理解できなくはありません。そして、果物にも果糖が含まれているのも事実です。

しかし、果糖とはそもそも何のことを指しているのでしょうか？　一度、アマゾンなどのショッピングサイトで「果糖」と検索してみてほしいと思います。おそらく、真っ白な粉が表示されるのではないでしょうか。

ラットを用いた医学研究などで使用される果糖の多くは、高度に精製されて真っ白な粉の状態（または水に溶かされてシロップの状態）になったものです。この真っ白な粉を、直接果物と結びつけてしまうところに誤解が生まれやすくなります。

糖の精製工程には、圧縮、ろ過、濃縮、煎糖、分離、乾燥といったさまざまな工程がありますが、これらの工程を観察した人の中には、砂糖は食べ物というよりも完全な化学工業薬品であるとの感想を抱く人も少なくありません。また、各工程でどれだけの栄養損傷があったかを、栄養学者が科学的に検証したわけでもありません。果物に含まれている糖は、ビタミン、ミネラル、酵素などの他の栄養素とともに、自然界で設計された絶妙な割合で「パッケージ」として存在しています。この絶妙な「パッケージ」について、現代科学はまだまだ未知であるため誤解が生まれやすいのです。

外園院長は、現代の食品分析が、科学としてまだまだ初歩的な段階にあることを指摘し、単一の成分だけを取り上げた安易な還元主義に対して、次のような警告を発しています。

「食べ物を、モノとして科学的に分析しても、現段階では時間で例えればまだ年月日、せいぜい時間のところまでしかわかっていないのです。分や秒の単位までわかるのはまだ先のことでしょう。それに単一の成分の効果でなく、複合的（組み合わせによる）効果はまだまだ分析できないのです」

●ヒポクラテス・スタイルの医師

残念ながら、外園院長のような食事療法をメインに実践する医師は21世紀においてますます少なくなっています。薬を使わない医療というのは、病院の経営上、ビジネスとして成り立ちにくい部分もあるでしょう。また、患者自身も得てして薬の処方を望むため、この傾向はさらに強まっています。

ここでいう薬とは、製薬企業が開発した化学物質のことです。現代医学の創始者ヒポクラテスも、外園院長と同じように栄養療法的な処方がメインで、薬を使うことに関しては消極的でした。「汝の食事を薬とし、汝の薬は食事とせよ」と説き、「火食は過食に通ず」「食べ物で治せない病気は、医者でも治せない」という格言も残しています。

〝ヒポクラテス・スタイル〟の医師は、中・長期的には増加していくと考える人もいます。アメリカの発明王トーマス・エジソンも、未来の医師について次のような予言を残しています。

「未来の医師は薬を用いず、患者の治療において、人体の骨格構造、食事、そして病気の原因と予防に注意を払うようになるだろう」

私は2020年あたりまでは、この予言を信じていました。しかし、コロナ禍の世界的な騒動で、グローバル製薬会社の圧倒的な影響力を見せつけられることになり、自身の考えが揺らぎ始めました。薬を重視しない自然療法や栄養療法を処方する医師は、ますます社会の周辺に追いやられて、本当に絶滅してしまうのではないかと危惧しています。

2 ブドウ療法——100年前のガン闘病記

ここ数年、ブログサイトAmebaの「入院・闘病生活」カテゴリーで、ブログランキング上位の大半が「ガン闘病記」で占められるという、少し異常な状況が続いています。15年前は、うつ病や摂食障害などの精神疾患系の闘病記も多かったのですが、現在はガン闘病記一色という状況です。AYA世代（15~39歳の若年層）のガン闘病記が多いのも気になります。これらの世代は昔であれば、ガンとはあまり縁がなかった層なのですが、近年はガン罹患者が増加しているようです（特に女性の罹患が多く、全体の8割を占める）。これらAYA世代が中年期を迎えたときに、一体どのような事態が待ち受けているのかという不安も感じます。また、2

020年あたりまでは、先進国でガンが増えているのは日本だけで、肥満大国のアメリカでさえ、ガンになる人が減っているという状態が続いていました。

このような状況に危機感を持ちながら、次にブドウ療法について紹介したいと思っています。ブドウ療法とは一言で言うと、食事をブドウだけに限定し続けるという食事療法です。ブドウ療法は、約100年前の壮絶なガン闘病記から生まれました。この闘病記は、主人公であるヨハンナ・ブラントさんが、末期の胃ガンと診断され、余命6週間と宣告されるところから始まります。そして、9年に及ぶ激しい闘病生活を経て骨と皮だけになったあと、ブドウ療法に出会い、6週間でガンを完治させるというストーリーです。

この闘病体験は、医学雑誌に掲載されてから、大きな反響を呼びました。その後、数多くの実践例が積み重なっていき、ブドウ療法の体系が形作られました。また、『ブドウ療法』(原題：Grape Cure)というタイトルで書籍化もされています。まずは、ブラントさんの闘病記を時系列でまとめてみたいと思います。

●ガン闘病記(時系列)

・1876年、南アフリカ中心部に生まれる。動物性食品の消費量が多い地域で、ガンになる人が多かった。

・1921年、末期の胃ガンと診断される。余命6週間と宣告された。

・通常療法を拒否し、自然療法の道を探る。断食療法に出会い、断食を開始。断食中に許されるのは水のみ。
・断食療法による闘病が9年間続いた。3日間、5日間、7日間など、さまざまな期間の断食を組み合わせた。ひどい痛みと共に、吐血することもあった。腫瘍の増殖により、胃が2つに割れようとしている寸前だった。それでも、断食を続けることによって、なんとかガン細胞の増殖を抑えた。しかし、ガン細胞が消えることは決してなかった。激しい断食によって、骨と皮だけになってしまった。断食明けに食事を摂ると、ガン細胞が新たな領域に手を伸ばそうとしているように感じられた。（後から気付いたことだが、断食明けの食事内容が悪かったのだ！）
・新たな療法を模索。3つの要件を満たす療法を求めた。1つ目の要件は「ガンの成長を効果的に抑えること」、2つ目は「組織の毒素を除去してくれること」、そして3つ目は「新たな組織を形成してくれること」。そして、ブドウ療法に出会う。
・ブドウ療法を実践。許された食事はブドウのみ。
・感覚が冴え始め、よどんだ瞳は輝きを取り戻し、髪の毛もつやを帯び始めた。体重も増加。ブドウ療法開始から6週間でガン細胞が消えた。
・闘病記が医学雑誌に掲載され、ブドウ療法が知られるようになった。『ブドウ療法』（Grape Cure）も執筆。

・その後40年、ブドウ療法をベースにした食事（つまり、フルータリアンベースの食事）を続け、死の直前まで活力的に生きた。ガンの再発はなかった。
・87歳で死去。

●ブドウ療法概要

ブドウ療法は、食事をブドウだけに限定するというシンプルなものですが、次のような5つのステージを踏むことになります。

ステージ1　準備期

ブドウ療法を始める前の重要な準備期。水だけの断食（ファスティング）を行う。体から有害物質を取り除く上で浣腸も有効。

断食の目安としては2～3日。断食を行うと、脳や心臓など生命の維持に直結する重要な組織以外の組織から消費されていく。組織に溜め込まれた毒素が分解され、血中に流れ始める。

頭痛、吐き気、下痢が起こる場合があるが、これはヒーリングクライシスと呼ばれる現象で、体のデトックス作用が活発に働いていることを意味する。

この準備期を設けることで、ブドウの解毒作用が働きやすくなる。

ステージ2　ブドウのみの食事

ブドウ療法開始。真っ黒な便が大量に排泄されて驚くかもしれないが、これは長年腸にこびりついていた老廃物である可能性が高い。2時間ごとにブドウを食べる。これを1日あたり7回繰り返す。

1〜2週間続ける。デトックスの状況や症状に応じて1〜2ヶ月の場合もある。紫、緑、赤、白などブドウの色は何でもよい。種なしでもよい。

ブドウの作用によってかき立てられた毒素の影響によって、不快な症状を経験する可能性が高い。不快感が強い場合、組織に大量の毒素が存在することを意味する。この場合、再度水だけの断食に戻ること。

毒素の排泄が進み、体重は減少し続ける。体重の減少が止まるまで、ブドウだけの食事を続ける。体重の減少が止まるまで、通常2週間から2ヶ月はかかる。

ステージ3　他のローフードの導入

ブドウは生命の維持に必要なほとんどの栄養素を含んでいるが、決してブドウだけで生きていけるわけではない。ブドウをメインの食事にしながら、少しずつ他の果物を導入する（メロン、りんご、グレープフルーツ、アプリコットなど、なんでもよい）。

数日後、乳製品を夕食に摂ってもよい。乳製品が苦手であれば、熟したバナナ、トマトなどでもよい。7〜10日経過したら、2時間ごとの食事をすべて違うものにしてバラエティをつける。（※ 現代では、衛生上の理由から生の乳製品は手に入りません。また、同じ乳製品でも100年前のものとは成分・組成が異なる可能性があり、注意が必要だと思われます。）

ステージ4　ローフードダイエット

ローフードであれば何を食べてもよい。生野菜、サラダ、果物、ナッツ、干しぶどう、デーツ、イチジク、乳製品、はちみつ、オリーブオイル、など。食事の回数自体は減らしていく（生野菜は果物より消化に時間がかかるため）。

ステージ5　ローフードと加熱食の混合

病気が完治したらこの段階に進んでもよい。ただし、過去の症状が再発する場合もあるので、その場合はステージ4のローフードだけの食事に戻ること。

この段階まで来れば、多くの患者はローフードだけの食事に対して抵抗を感じない。食事例としては、朝食：一種類の果物だけ、昼食：加熱調理されたもの、夕食：サラダ。

ブラントさんの事例で興味深いのが、水だけの断食ではガンが消えなかったのに、ブドウ療法を導入すると体重の増加を伴いながらガンが消えていったという点です。ブラントさんは自身の闘病体験を振り返り、ブドウは確かに、「ガンの成長を抑制」「組織の毒素を除去」「新たな組織を形成」の3つの要件を満たしてくれるものだったと言っています。水だけの断食療法を9年も続けたことを後悔しており、特にまずかった点は断食明けに普通の食事をしていたことです。

ブドウ療法は、食べ物とデトックスの関係を考える上では最適な教材だと思います。「水だけの断食」→「ブドウだけの食事」→「ローフードへの移行」と、体のデトックス状況を観察しながら各ステージを進めていきます。

果物だけの食事だと、永遠に体重が減少し続けて痩せ細ってしまうのではないかと不安を感じる人もいるかもしれませんが、ある一定のラインで体重の減少が止まり、体重が安定するようになります。そして、この「体重の安定」が次のステップに進む上での指標になります。

また、ヒーリングクライシス（好転反応とも呼ばれる）についてですが、私の場合、ベジタリアン→ヴィーガン→ローフード→フルータリアンと段階を経ながらゆっくり食生活を変えていったため、強い不快感や特別な症状を体験することはありませんでした。ローフード生活を始めたのが20代前半の若い時期であったため、それまでに溜め込んでいた毒素の量も少なかったのかもしれません。

逆に言うと、それまでに不摂生な食事を長年続けてきた人がいきなりブドウ療法を始めると、強いヒーリングクライシスを体験する可能性があります。不快感が強い場合は、もう一度「水だけの断食」に戻ることになります。

●ガンの原因はどのように考えられたか

ブドウ療法を処方していた当時の医師たちは、ガンの原因をどのように考えていたのでしょうか。100年前の医師の言うことなど時代遅れだと思う人も多いかもしれません。しかし、ガンの原因に関しては今もなお、はっきりしたことはわかっていないのです。上顎洞ガンを患い、2019年に70歳で死去された作家の橋本治さんも〝ガンの原因〟に関して次のように疑問を呈されています。


今や日本人の半分が癌で死ぬともいう。

なぜ癌はそんなにも近づいて来るようになったのか?

京大の本庶佑先生がノーベル医学生理学賞を受賞された。

癌の治療薬オプジーボにつながる、免疫細胞の中にある癌細胞を攻撃する仕組を解明されたのだという。

それはいい。それはいいが、「癌を治す」という方向にばかり進んで、「人はなぜ癌になるか」がほとんど解明されていない。

癌は感染症じゃない(はずだ)。

それなのに癌患者がどんどん増えて行くのはなぜなんだろう?

我々の生きている空気や環境の中に発癌性物質が増えてでもいるのか? あるいは食物

に。

なってからでは遅い――というか早期発見もあるが、なぜなるのか分からないと防ぎようがない。

「【第五十二回】なぜこんなに癌になる？」

（「遠い地平、低い視点」ｗｅｂちくま、２０１８年11月20日）

ブドウ療法を処方していた当時の医師たちは、〝血液の汚れ〟がガンの原因だと考えていました。血液の汚れの大半は、誤った食生活に由来していると推定されました。特に動物性食品の摂取は、血液の汚れにつながる最大の原因とされています。そして、ブドウには、汚れた血液を解毒・浄化する強い働きがあると考えられたのです。

ブラントさんは、近い将来、ブドウの解毒・浄化作用が科学的に解き明かされる日が来ると予想していました。しかし現在のところ、この予想は少し外れているようにも思えます。逆に起きたことは、「医薬品産業の爆発的な拡大」と「医学教育における栄養学の軽視」です。医薬品産業が現代のような巨大化を遂げることは、当時の誰もが予想していなかったことでしょう。また、医薬品産業の拡大と相まって、医学教育カリキュラムに占める栄養学の割合も少なくなっています。

●ブドウ療法からモノダイエットへ

ブドウが豊富に採れるヨーロッパとは違い、日本ではブドウは高級品であり、ブドウだけに限定した食事は非現実的です。そこで、ブドウ療法の長所を現代に受け継ぎながら、「モノダイエット」という形で再解釈しようとする試みもあります。

モノダイエットとは、食事を1種類のローフード（主に果物、果物のジュース、生野菜のジュース）に限定するダイエットです。加熱食品は消化に多大なエネルギーを要するため、体の解毒に使われるべきエネルギーが消化活動に奪われてしまうという問題があります。よって、ローフードのみが許されます。ローフードは酵素を豊富に含んでおり、消化に負担をかけません。モノダイエットの目的は、消化にかかる負担を最小限にしながら（つまり、断食時に近い状態を作り出しながら）、体に最大限の栄養を与えることです。食事を1種類のローフードに限定することで、消化活動をシンプルにすることができます。

この場合、ブドウにこだわる必要はないということになります。例えば夏であれば、大きなスイカ1玉を1日4回に分けて食べる。冬であれば、ミカンを箱買いして、ミカンがなくなるまでモノダイエットを続ける。熟して安くなった柿を大量買いして、消化しやすい柿でモノダイエットをするのもよいでしょう。

私の場合、熟して安くなったメロンを見かけると、その日はモノダイエットをしようと思いつきます。私は健康体で特別な病気を抱えているわけではないので、モノダイエットを取り入れるタイミングはまさに「思い立ったとき」です。熟したメロンのジュースは最高に美味しいです。メロンの高い抗酸化力を売りにした高価な美容液もありますが、一番肌がきれいになるベストな方法は、メロンの生ジュースを飲むことだと信じています。

もし私がブドウ農園を経営していたら、ブドウ療法体験プログラムを企画すると思います。参加者たちは、丸一日（場合によっては2～3日）農園に実っているブドウだけを食べます。固形のブドウに飽きるようであれば、みんなでブドウの生絞りジュースを作るのもよいでしょう。参加者たちは、自らの野生を取り戻し、自然食の真髄に触れることになります。あまり難しいことは考えず、ダイエットプログラムの一つとして体験してもらうこともできます。ブドウ療法は400年の伝統があり、ドイツやイタリアには、ブドウ療法を取り入れた保養所や自然療法病院もあります。

3　バイオフォトンの強さで食べ物をランク付け

次は、1980年代から90年代にかけて試みられた、もう少し最近のガン栄養療法を取り上げたいと思います。それは、バイオフォトンという光のエネルギーに着目したアプローチで、果物の新たな可能性を感じさせてくれるものです。

動物であれ、植物であれ、すべての生きている有機体は、バイオフォトンと呼ばれる光のエネルギーを放っています。人体を構成している一つひとつの細胞が放つバイオフォトンは、一体何を意味しているのでしょう。そして、個々の食べ物が放つバイオフォトンは、人間の健康とどう関係しているのでしょう。

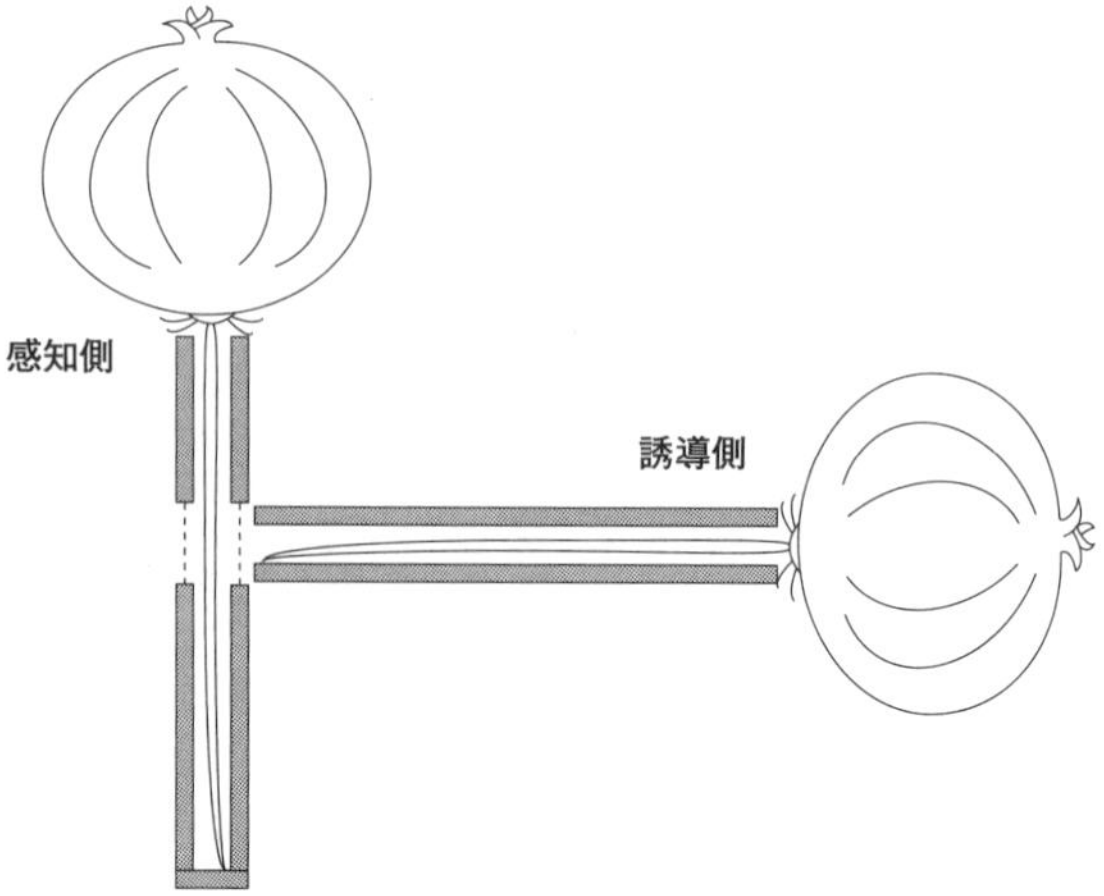

●始まりは、玉ねぎの実験から

ロシアの生物学者、アレキサンダー・グルビッチ博士（1874~1954）が1923年に行った玉ねぎの実験が、バイオフォトンの科学的探究の始まりだとされています。

上の図にあるように、2つの玉ねぎを用意します。1つの玉ねぎの根に対して、それを直角に指し示すように、もう1つの玉ねぎの根を近づけます。お互いが触れないように近付けたところで、前者を「感知側」の玉ねぎ、後者を「誘導側」の玉ねぎとします。そして、根同士が近接している領域で、根の細胞分裂の速度を測定します。

根と根の間を、非透明のガラス板で遮ったとき、細胞分裂の速度に変化はありませんでした。しかし、透明な石英ガラス板（約260㎚の紫外線を透過）を間に置いた場合は、細胞分裂の速度が大きく増加しました。この実験結果は、「誘導側」の根から放たれた光のエネルギーが、もう一方の「感知側」の根によって吸収されたことによるものと結論付けられました。グルビッチ博士は、この発見は、科学の世界を大きく変えることになると確信していました。しかしその後、大きな進展が見られないまま50年の月日が流れました。分析機器の性能が未熟だったこともあって、この光のエネルギーを調査・測定することができなかったのです。

●動き出したバイオフォトンの研究

50年後の1970年代半ば、ドイツの科学者、フリッツ・アルバート・ポップ博士らの研究グループが、バイオフォトンの大規模な分析を行ったことをきっかけに、世界中でバイオフォトンの研究が活気づいていくことになります。ポップ博士は、放出光を数百万倍に増幅して測定・可視化することのできる機器を開発し、バイオフォトンの存在を証明しています。玉ねぎだけではなく、さまざまな食品や生物で、バイオフォトンが測定・研究されています。オーラや気など、今まで科学が踏み込むことができなかった領域も、バイオエネルギーの観点から新たに解明されるのではないかと期待する人もいます。

驚いたことに、バイオフォトンの主要な光源は、動植物の個々の細胞内にあるＤＮＡでした。また、ＤＮＡはバイオフォトンを放出するだけではなく、外部からバイオフォトンを吸収したり貯蔵したりしていることも観察されています。つまり、人体を構成している数十兆の細胞の一つひとつで、ＤＮＡがバイオフォトンの放出・吸収・貯蔵を行っているわけです。一つひとつの細胞は、１秒あたり約10万もの化学反応を行っています。それらを何らかの形でコーディネートして、細胞間の情報交換を担う存在が必要なわけですが、それがまさにバイオフォトンではないかと考えられています。そして、情報の伝達は光のスピードで行われます。光による情報の伝達は、既存の科学技術で既に知られています。例えば、レーザー光は膨大な量の情報を担うことができます。

健康な組織では、発光パターンが規則的であるのに対して、病気の組織は、発光の仕方が不規則で速いということも観察されています。ポップ博士はもともとガンの病理に強い関心を持っていたこともあり、ガン患者のバイオフォトンの発光パターンが健常者とは異なることも確認しています。ガン細胞は、通常の細胞に比べてバイオフォトンの発光が不規則であることがわかっています。

●ドライ博士のガン食事療法

このバイオフォトンに着目し、独自にガン食事療法を体系化して国際的に注目を集めた人物がいます。栄養療法を専門とする栄養学者、ジャン・ドライ博士です。ドライ博士は、バイオエネルギー・ハーブ療法・自然療法・リラクゼーション療法・リフレクソロジーなどの分野で実績があり、欧州において補完医療学会理事会やベジタリアンソサエティの会長なども務め、自然療法学会の創設者でもありました。

著書の『ドライ博士のガン食事療法』（未訳）は、ガン患者やその親族、および医療関係者から注目を集めただけではなく、果物の新たな可能性に光をあてているという点で、ローフーディストやフルータリアンからも支持されていました。

青々と生い茂っている葉っぱに比べると、地面に落ちている枯れ葉はバイオエネルギーが著しく弱いことがわかっています。また、生の食べ物を加熱するとバイオエネルギーが大幅に減少することもわかっています。よって、ドライ博士はバイオエネルギーの強さという観点からローフードを推奨しています。

海外のローフード関連の書籍には、発光現象を撮影したキルリアン写真を使って、食べ物が放つバイオフォトンを可視化しているものもあります。すると確かに、生のブロッコリーの方が、加熱したブロッコリーよりも強い光を放っているのです。

ガンの原因に関しては、環境汚染、ストレス、誤った食生活、各種化学物質等が推定されていますが、これらの悪影響によって、細胞のバイオエネルギーのレベルが下がり、ガンに対する抵抗力が弱まってしまうことがガンの原因ではないかと考えることができます。

ドライ博士は、バイオフォトンが強い順に食べ物を7つのグループに分類しました。

【グループ1】
果物：パイナップル、アボカド、ハネデューメロン、ラズベリー、サボテンフルーツ（ドラゴンフルーツ）
果物以外：巣蜜、蜂花粉

【グループ2】
果物：ビルベリー、キウイ、チェリー、カキ、アンズ、メロン、パパイヤ、マンゴー
果物以外：アーモンド、チャービル（ハーブ）、マッシュルーム、ハチミツ

【グループ3】
果物：フィージョア、赤スグリ、黒スグリ、カシス、イチゴ、ライチ、パッションフルーツ、白ブドウ、赤ブドウ、桃、セイヨウカリン
果物以外：ひまわりの種、かぼちゃの種、スプラウト、発芽小麦、小麦胚芽、液体ビール酵母

【グループ4】
果物：バナナ、グーズベリー、グリーンメロン
果物以外：セロリ、ブロッコリー、アスパラガス、クレソン、トマト、ナスタチウム、ヨーグルト、コテージチーズ、バターミルク

【グループ5】
果物：オレンジ、マンダリン、リンゴ、梨、プラム、グレープフルーツ、レモン、レーズン
果物以外：黒ゴマ、ヘーゼルナッツ、ブラジルナッツ、メープルシロップ、キャベツ、にんにく、たまねぎ、カリフラワー、エシャレット、エゾネギ
【グループ6】
白ゴマ、きゅうり、その他野菜、卵黄、乳清（ホエイ）
【グループ7】
その他ハーブ、植物油やナッツのソース、酢等（できれば食べない方が好ましい）

（出典：Jan Dries, The Dries Cancer Diet: A Practical Guide to the Use of Fresh Fruit and Raw Vegetables in the Treatment of Cancer. Element Books Ltd. 55～57ページより）

このように、上位グループのほとんどが果物です。ただし、加熱してしまうとバイオフォトンが大幅に減少してしまうので、ローフードであることが条件になります。

ドライ博士のガン食事療法では、バイオフォトンが最も強力なグループ1を最も重視し、食事の約40～50％はグループ1から構成されるようにします。そして、グループ1、2、3だけで食事の約80％を占めるように食事メニューを組みます。グループ4、5、6、7の食べ物は、補助的・補完的に取り入れます。実質的にはほぼフルータリアンに近い食生活を送ることにな

ります。

興味深いことは、人工的な品種改良を重ねたものほどバイオフォトンが弱くなる傾向にあることです。ですから、バナナ・オレンジ・リンゴ・グレープフルーツなどは下位のグループに分類されています。品種改良は人為的にＤＮＡの改変を促す行為であり、ＤＮＡはバイオフォトンの主要な光源であることから、品種改良を通じたＤＮＡの操作がバイオフォトンに何らかの悪影響を及ぼしていることが推定されています。南国フルーツや野生で育つベリー類などは、品種改良を行っていないものが多く、強いバイオフォトンを放ちます。結果、多くの南国フルーツが上位に分類されています。また、強い日光を浴びて育った南国フルーツのバイオフォトンが強いのは、直感的にも納得がいきます。

グループ1の「パイナップル」「アボカド」「ハネデューメロン」「ラズベリー」「サボテンフルーツ」は、日本においてもそこそこの値段で手に入ります。グループ2、3では、「キウイ」「チェリー」「カキ」「パパイヤ」「イチゴ」「ブドウ」「桃」「アーモンド」「ひまわりの種」「かぼちゃの種」「スプラウト」は利用しやすいと思います。

また、グループ1の多くの果物は、残留農薬汚染が比較的少ない農産物であることも付け加えておきたいと思います。

アメリカの環境保護ＮＰＯ機関のＥＷＧ（The Environmental Working Group）は、果物と野菜の残留農薬の汚染度をランキング形式で毎年発表しています。46種類の主要な果物・野菜について、約4万6000のサンプルデータから残留農薬の評価を行っています。サンプルデータは、米国農務省（USDA）や米国食品医薬局（FDA）による公的な調査結果を元にしています。検出された残留農薬の量や種類が少ない上位15品目を「クリーン15」、逆に検出量・種類が多い下位12品目を「ダーティー12」と呼んでいます。2023年度のランキング結果は、次頁に示す表のとおりになりました（残留農薬汚染が少ない順）。

「ダーティー12」では、イチゴ、リンゴ、チェリー、ほうれん草、ネクタリン、ブドウにおいて、サンプルの90％以上で2種類以上の農薬が検出されました。また「ダーティー12」全体で210種類の残留農薬が検出され、チェリーを除くすべての作物において、50種類を超える残留農薬が検出されています。それに対して、「クリーン15」では、2種類以上の農薬が検出されたのは、わずか10％弱でした。「クリーン15」の農作物の約65％は、残留農薬が検出されず、最も〝クリーン〟なアボカドでは、サンプルの2％未満でしか残留農薬が検出されませんでした。また「クリーン15」の上位6品目では、4種類以上の残留農薬が検出されたサンプルはありませんでした。

バイトフォトンが最も強い「グループ1」の果物は残留農薬汚染も少ないことがわかります。アボカドは1位、パイナップルは3位、ハネデューメロンは8位です。バイトフォトンが次に強い「グループ2」の食べ物では、キウイが9位、パパイヤが5位、マンゴーが12位です。これらの果物は、バイオエネルギーが強いだけではなく、残留農薬汚染も少ない優秀な果物と言

■残留農薬汚染の少ない果物・野菜ランキング

クリーン15	
1位	アボカド
2位	スイートコーン
3位	パイナップル
4位	タマネギ
5位	パパイヤ
6位	グリーンピース（冷凍）
7位	アスパラガス
8位	ハネデューメロン
9位	キウイフルーツ
10位	キャベツ
11位	キノコ
12位	マンゴー
13位	サツマイモ
14位	スイカ
15位	にんじん

16位	カリフラワー
17位	バナナ
18位	カンタロープメロン
19位	オレンジ
20位	さやえんどう
21位	グレープフルーツ
22位	ラズベリー
23位	ナス
24位	プラム
25位	夏カボチャ
26位	ブロッコリー
27位	きゅうり
28位	タンジェリン
29位	レタス
30位	ミニトマト
31位	じゃがいも
32位	セロリ
33位	冬カボチャ
34位	トマト

ダーティー12	
35位	さやいんげん
36位	ブルーベリー
37位	チェリー
38位	ピーマン、唐辛子
39位	ぶどう
40位	りんご
41位	ネクタリン
42位	梨
43位	桃
44位	ケール、コラードグリーン、カラシ菜
45位	ほうれん草
46位	いちご

米国環境保護NPO機関「EWG」による調査・評価

「EWG's 2023 Shopper's Guide to Pesticides in Produce」より

えるでしょう。

2023年度版では、ブルーベリーやさやいんげんが順位を落として、ワースト12位以内に入ってしまうという変化がありましたが、それ以外は例年と同じような傾向を示しています。アボカドは毎年1位ですし、パイナップルも毎年3位です。米国のデータではあるものの、日本での食材選びにおいて参考になる部分もあるでしょう。こうして見てみると、私が長年実践している〝南国果物重視〟のフルータリアン生活も、なかなか悪くないと言えるでしょう。

●バイオフォトンが一番強いのはパイナップル

グループ1の中でも、特に「パイナップル」を重視すべきだとドライ博士は言っています。開花したパイナップルは、まるで100機以上の光レーダーを備えたレーダー基地のようであり、大量の光エネルギーを吸収します。南国の強い日光を浴びたパイナップルのバイオエネルギーは最も強力です。

パイナップルをそのまま食べるとタンパク質分解酵素の影響で口の中が荒れる人がいますが、その場合はミキサーでジュースにすると大丈夫です。ドライ博士が提案するメニューの中にも、パイナップルジュースが紹介されています。消費量の目安は1日に1株です。これを毎日続けるので、1週間あたり約7株のパイナップルを消費します。

グループ1で、もう一つ重要なのがアボカドです。アボカドは「森のバター」とも呼ばれますが、水分が少なく脂肪分が多いのが特徴です。ドライ博士の食事療法において、アボカドは、優れた脂肪とタンパク質の源であり、しっかりカロリーを与えてくれる重要な食品です。

グループ1のその他の果物「ハネデューメロン」「ラズベリー」「サボテンフルーツ」は、季節によっては手に入らないこともあるので、状況に応じてうまく取り入れます。

メロンは総じて強いバイオエネルギーを持っていますが、中でもハネデューメロンのバイオエネルギーが最も強力です。しかも、日本産の高いメロンに比べるとかなり安価です。しっかり熟した状態のときに食べると、甘くて美しい味がします。近隣のスーパーで取り扱っていない場合は、通販で箱買いを検討してみて下さい。

ラズベリーは、生のものは季節が限られますが、冷凍であれば日本でも一年中手に入ります。単独で食べてももちろん美味しいのですが、毎日のパイナップルメニューにアクセントとしてラズベリーを加えて、バリエーションをつけるのもよいアイデアです。

サボテンフルーツは文字通り、サボテンの実です。サボテンフルーツは日本ではあまりなじみがありませんが、沖縄のドラゴンフルーツがこれに該当します。南国の強い光を浴びて育ったドラゴンフルーツは、強いバイオフォトンを放ちます。赤い果肉の「レッドドラゴン」と白い果肉の「ホワイトドラゴン」の2種類の風味を楽しむことができます。ドラゴンフルーツは病害虫に強く、ほとんど農薬を使わずに育てることができるため、安全性も高い果物です。

グループ1では、果物以外の食べ物として「巣蜜」と「蜂花粉」があります。どちらも高級食品であり、なじみがない人も多いでしょう。自然食品店で取り扱っていることもあります。花粉症の人はこれらの食品にアレルギーがないかしっかり確認する必要があります。バイオフォトンの観点からは、〝生〟の状態で加熱処理がされていないものを選ぶことが重要です。

巣蜜（コムハニー）は、ミツバチが巣に集めてきた蜂蜜を、その巣ごと食べるという食品です。自然の状態のものをそのまま食べることになるので、普通の蜂蜜よりもバイオフォトンが強力なのです。

蜂花粉（ビーポーレン）は、ミツバチが自身に付着した花粉を、体内から分泌した酵素で固めて団子状にしたものです。スーパーフードと称されることもあって、さまざまな情報が出回っていますので、一度調べてみるのもよいでしょう。

アーモンドはグループ2に分類されていますが、ナッツ類で最もバイオフォトンが強いため、重要な食品です。生のものを一晩天然水に浸水させて、酵素抑制物質を解放させます。そして、翌日の朝に水気を切ってから食べます。1日あたりの消費量の目安は約50グラムです。

●果物のバイオフォトンが強力な理由

では、なぜ果物の方が野菜よりもバイオエネルギーが強いのでしょうか？　それは、植物が実をつける過程を想像すれば明らかになります。

植物をよく観察すると、ほとんど全ての植物は〝アンテナ〟のような構造を持っていることがわかります。できるだけ多くの光を吸収できるようにデザインされていて、植物はいつも光のある方向に向かって成長していきます。このアンテナ構造は、葉、枝、幹、花において確認することができます。

まず、葉から吸収した光によって光合成が行われます。そして植物は成長して、やがて花を咲かせます。そして、花は小さなレーダーのような構造をしており、葉よりもさらに多くの光を吸収します。そして、虫や風の助けを借りて受粉した後、美しく咲いた花は枯れてしまいますが、その大量の光エネルギーは実である果物に受け継がれます。これが、野菜よりも果物の方が強いバイオフォトンを持っている理由です。

●バイオエネルギーの観点からガンの原因を考える

『ドライ博士のガン食事療法』は、現在までのガン研究が具体的な進展を見せていないことに対する失望から始まります。多額の資金が投入され、膨大な数の論文が提出されているにもかかわらず、ガンになる人は増え続けています。

さまざまなガン理論が提唱されていて、ガンについて本当にいろいろなことがわかっています。腫瘍が成長して、細胞分裂を繰り返しながら転移していくプロセス。正常細胞のガン化を引き起こすガン遺伝子やガン原遺伝子。ガン抗原や突然変異に関すること。そして、近年の遺伝学の発展も目覚ましいものがあります。どれもが素晴らしい知識の進歩ですが、なぜかガンになる人は増え続けています。一番の問題は、そもそも「何がどのようにしてガンを引き起こすのか」という根本的なことがわかっていないことです。

遺伝子の変異がガンの原因であると説明されることもありますが、それはガンの原因というよりは、ガンという現象の一側面を描写したにすぎません。ガンは文明病といわれます。人間と、人間の支配下に置かれた動物（ペットや家畜など）の世界にだけ、ガンが蔓延しています。野生動物は、ひどく汚染された環境下にいるものを除けば、基本的にガンになりません。もし「遺伝子の突然変異」がガンの原因と考えるのならば、次に問いかけるべきは「なぜ人間と、人間の支配下に置かれた動物たちの世界にだけ、遺伝子の突然変異が多発しているのか」ということです。

ガンが文明病であり、自然の状態からかけ離れた人間の食生活に何らかの原因があるとしたら、一度その食生活を自然の状態に戻すことです。ドライ博士は、どの観点から検証しても人間は明らかに果食動物であり、大昔のフルータリアンの食生活に戻ることを検討すべきだと言っています。

ガンに対しては早期発見が有効と言われますが、早期発見される時点でガン細胞は億単位にまで増殖しています。また、ガンの種類によっては早期発見そのものが難しいものもあります。これこそが、根本的な原因がわからず決定的な対抗策がないというガン治療の現状を物語っています。

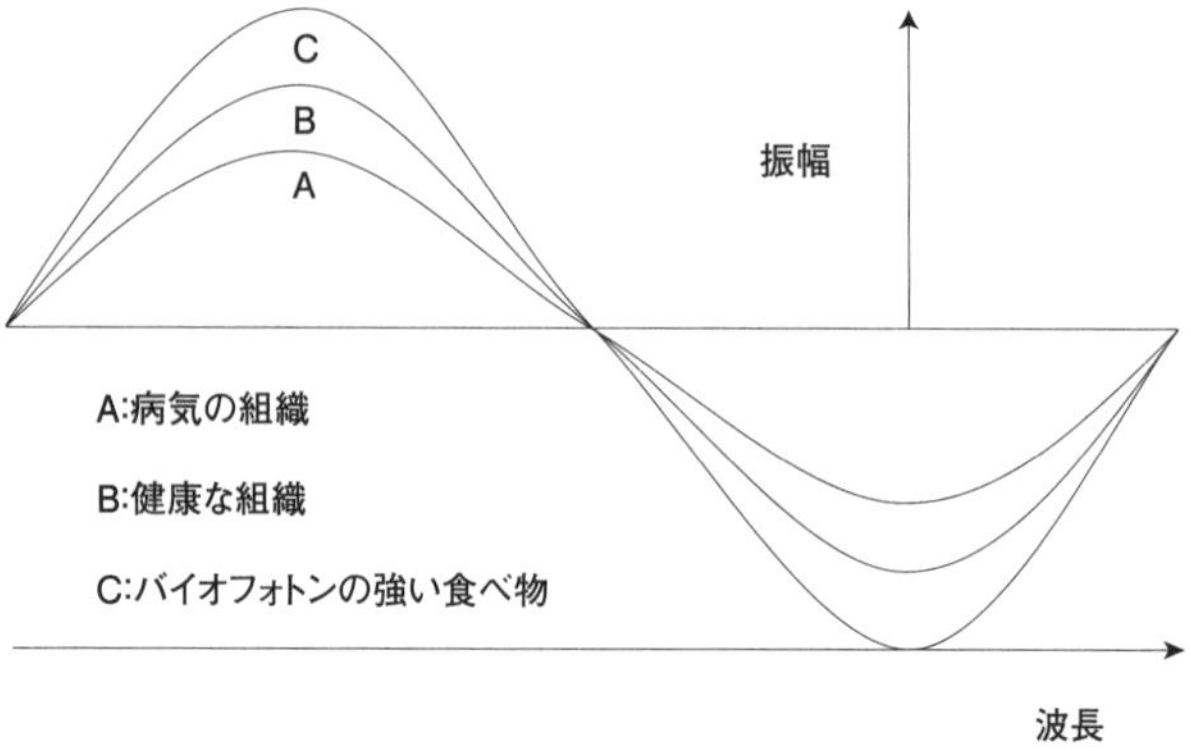

根本的な発生メカニズムがわからない理由の一つは、ガンが細胞レベルで発生し、目に見えないという点にあります。そうであるからこそ、ドライ博士のように「エネルギー」という観点からガンにアプローチするのは興味深い試みです。

上の図は、バイオエネルギーの波長と振幅を表したものです。

最も振幅の小さいAは、「病気の組織」、真ん中のBは、「健康な組織」、最も振幅の大きいCは「バイオフォトンの強い食べ物」のエネルギーを示しています。

ここで言う「病気の組織」とは、発ガン性のある化学物質、アスベスト、高線量の放射線などから悪影響を受けて、細胞のバイオエネルギーのレベル（振幅）が下がってしまった状態を指します。

この状態でバイオフォトンの強い食べ物を摂取すると、バイオエネルギーが細胞内に取り込まれ、取り込まれたエネルギーはバイオエネルギーの回復に使われます。そして、バイオエネルギーの回復とともに、ガンに対する抵抗力が高まり、健康な組織と同じように防御機構が正常化されていくという理論です。また、副作用がないこともメリットの一つであり、通常のガン治療との併用も模索することができます。

ドライ博士は、600人を超えるガン患者に食事療法を行った経験から、次の言葉を残しています。

「人間はカロリーを摂取して生きているのではなく、光のエネルギーを吸収して生きているのだ」

第6章　フルータリアン実践編

「

私たちの摂取する食べ物の中には神聖な力があります。

学生はだれもがバランスのとれた食事をしなければなりません。

オレンジジュース、トマトジュース、ライムジュース、リンゴジュースはとても健康によいものです。

葉野菜はビタミンも鉄も含んでいるので、高い栄養価があります。

肉体は健康であるべきです。

健康な肉体をもっていればどんな仕事も引き受けることができます。

インドの霊的指導者　サティヤ・サイ・ババ（1926～2011）
」

1　美味しく、末永く続けるために

やや重い話題が続きましたが、ここからは少し毛色が変わります。私の長い経験に基づきながら、フルータリアンの実践テクニックについて紹介したいと思います。食生活は毎日のことですから、「美味しくて」「末永く続けられる」ということが大事です。ローフードの世界では、料理にかかる負担が驚くほど減ります。料理に使うガス代もゼロです。忙しい時でも簡単に準備できるのも魅力です。

私は毎日、3つのカテゴリーのフルーツメニューを楽しむことを心掛けています。1つ目は生ジュース、2つ目は固形のフルーツ、3つ目は塩分を含むメニューです。ここでは、それぞれのカテゴリーから、1つずつオススメのメニューを紹介していきます。

⑴生ジュースのフルーツメニュー

●パイナップル生ジュース——一番のオススメ

・ミキサー導入のすすめ

同じフルータリアンでも、ミキサーを〝使う派〟と〝使わない派〟がいるわけですが、初心者の段階ではミキサーを使った生ジュースづくりも試してほしいと思います。

特に、タンパク質分解酵素が多く含まれているパイナップルやメロンなどの果物は、ミキサーでジュースにするのがオススメです。これらの果物を固形のまま食べると酵素の影響で口が荒れやすいという人が多いのですが、ジュースにすることで口を荒らさずに美味しくいただくことができます。

私がミキサーに求める要件は2つです。まずは、容量が1000㎖以上であること。大型のパイナップル1株をミキサーにかけると、900㎖を超えることがあるので、これがこぼれないためにも1000㎖以上の容量が必要です。もうひとつの要件は、ミキサーの形状がシンプルで掃除が楽なことです。通常はフルーツをミックスするだけなので、それができれば十分です。ミル機能などの余分な機能が付いていると、形状が複雑になる傾向があり、掃除も面倒になりがちです。

1万円以下の最安値のミキサーでも、この2つの要件を満たすものは多くあります。つまり、生ジュース生活を始めるのにあまりお金はかからないということです。

ローフードスタイルの食生活を長く続けている人ほど、うまくミキサーを採り入れていることが多いようです。生ジュースメニューを上手に食生活に採り入れることで、結果的にローフード率（食事に占める生食の割合）も高くなり、優れた健康状態を維持することができます。

・パイナップル生ジュースダイエットの実践

バナナダイエット、キウイダイエット、トマトダイエットなど、さまざまな果物ダイエットが流行を繰り返しています。フルータリアンであれば、分け隔てなくこれらの食品を楽しめばよいのですが、もし私が「~式ダイエット」を提案するとしたら、「パイナップル生ジュースダイエット」を提案します。

パイナップル生ジュースは、私が内部被曝対策として10年以上日常的に実践してきたメニューです。便秘解消効果とデトックス効果が高く、無理のないダイエットができます。

☆パイナップル生ジュースの作り方

①パイナップルの皮の部分をナイフで切り落とし、実をブロック状にカットします。

②切り落とした皮の部分を、二つに折り曲げて果汁を搾ります(これをやった方が水分が多くなり、出来上がりが滑らかになります)。

③パイナップルの実を入れてミキサーでミックスします。混ざりにくい場合は、長箸や料理用ヘラなどで移動させます。私は芯の部分もミックスしていますが、好みに応じて取り除いてもよいでしょう。

一度ジュースにしたあとは酸化するのが早いので、できるだけ時間を空けずに飲みます。ジュースバーなどでジュースを作り置きにしているのを見かけることがありますが、酸化という観点からはあまりよくありません。

ルールは簡単で、3食のうち1食をパイナップル生ジュースに置き換えるというもの。このダイエットは食事制限ではないので、満足感が得られるまでしっかりと摂取します。

パイナップル大サイズ1玉から、約800㎖のジュースを作ることができます。中サイズ1玉であれば約600㎖、小サイズ1玉であれば約400㎖が目安になります。

実践しているうちに自身の適量がわかるようになります。私の場合、大サイズ1玉または小サイズ2玉が適量で、約800㎖のパイナップルジュースを1回の食事で摂取します。かなりのボリュームに驚く人もいるかもしれませんが、穀物や大豆を食べないわけですから、エネルギーを満たすためにも当然このくらいの量は必要になってきます。

パイナップルは一部の医薬品と相性が悪いので、薬を服用されている方は事前に主治医に相談したほうがよいでしょう。

●パイナップルの5つのメリット

☆メリット1　残留農薬汚染が少ない

前章でも触れましたが、パイナップルは残留農薬汚染の少ない農産物です。アメリカの環境保護NPO機関のEWGは、残留農薬が比較的少ない農産物のランキング「クリーン15」を毎年発表していますが、パイナップルは、2023年度のランキングで第3位に選ばれています。2019～2022年度も第3位（46種類の主要な果物・野菜における順位）で、毎年同じような結果になっています。

私は内部被曝対策として10年以上パイナップルを日常的に採り入れてきました。残留農薬汚染や放射能汚染などのリスクをどう捉えるかは専門家でも難しいことですが、健康を脅かす潜在的な脅威として認識している人も多いかと思います。食品中の汚染のことなどを気にしていては生活していけないという現実もあるわけですが、せめて3食のうち1食だけでも汚染の少ない農産物を選ぶことを心がけていけたらと思うわけです。

☆メリット2　パイナップルは天然の胃腸薬

パイナップルには強力なタンパク質分解酵素が含まれています。この酵素により、腸内の毒素や未消化物が分解され、腸内をキレイな状態に保つことができます。デトックス効果と便秘解消効果が高く、効果的なダイエットにつながります。

沖縄料理などで肉にパイナップルが添えられている料理がありますが、パイナップルのタンパク質分解酵素により肉の一部が消化されて肉が柔らかくなっています。このように、目に見えてはっきりわかるほど強力な酵素をもっている食べ物はそこまで多くありません。

この酵素が胃腸の消化を助けてくれます。パイナップルはまさに天然の胃腸薬なのです。

☆メリット3　「ブロメライン」による抗ガン効果

パイナップルに含まれるタンパク質分解酵素「ブロメライン」は、唯一パイナップルにだけ含まれている食物酵素で、今もっとも注目されている酵素の一つです。

ブロメライン酵素には、心血管系の改善、骨関節炎の緩和、免疫原性の改善、血液凝固能の改善、そして抗ガン効果（抗腫瘍効果）の作用があります。

中でも、全ての人に関係があってもっとも重要なのが、抗ガン効果（抗腫瘍効果）でしょう。健康な人の体の中でも毎日5000個ものガン細胞が発生しているからです。

ブロメライン酵素は、生体内試験・生体外試験の両方において、「免疫系の抗ガン活性を高める」「腫瘍の転移を抑制する」「腫瘍の増殖・浸潤の可能性を減少させる」という抗ガン効果が認められています。

このような抗ガン効果を発揮しながら、健康な細胞に対しては害を及ぼさないということも確認されています。ガン細胞だけを選択的に抑制する作用は、まさに世界中の製薬研究者が追い求めている作用であり、ブロメライン酵素は活発な研究の対象になっています。

☆メリット4　コストパフォーマンスが良い

パイナップルは一年中手に入る上に、食費はそこまで高くありません。パイナップル大サイズ1玉から約800㎖のジュースを作ることができ、意外とボリュームがあります。

フルータリアンの食生活を試した人で、食費がかかりすぎることをデメリットにあげる人もいますが、そのような人ほど、イチゴやブドウなどの高い果物を毎回の食事に採り入れようとしているものです。

実は私は、イチゴやブドウはたまにしか食べません。その代わりに、パイナップルやバナナなどのコストパフォーマンスが高い果物を主軸にして、食費をうまく抑えています。

☆メリット5　砂糖入りの菓子類や清涼飲料水に対する欲求がなくなる

ある程度長く続けないとこの効果は実感できないかもしれませんが、砂糖入りの菓子類に対する欲求が減っていきます。

パイナップルの自然な甘味に慣れてくると、砂糖を使った人工的な甘味に違和感を覚えるようになります。結果、砂糖や油脂類を使った加工食品の消費を減らすことにつながり、更なるダイエット効果と健康増進が期待できます。

また、水分が多いため、お茶やコーヒーの摂取量も自然に減っていき、結果的にカフェインの摂取量を抑えることができます。

以上がパイナップルの5つのメリットです。注意点として、市販の濃縮還元ジュースに関しては、栄養価という観点から見て全くの別物と考えるべきです。濃縮還元は加熱殺菌の工程を

■濃縮還元ジュースに加工した場合の栄養損失

栄養素	未加工の場合の含有量	濃縮還元ジュースの場合の含有量
ビタミンA,C,E	多い	少ない、または含まれない (加工により損傷・減少しやすい)
ビタミンB群	多い	少ない、または含まれない (加工により損傷・減少しやすい)
必須ミネラル	多い	少ない、または不明 (様々な形で影響を受ける)
アミノ酸・タンパク質	中程度または多い	少ない、または含まれない (加工により損傷・減少しやすい)
可溶性食物繊維	中程度または多い	少ない、または含まれない (加工により損傷・減少しやすい)
不溶性食物繊維	多い	含まれない(消失)
オメガ脂肪酸	果物によって異なる	含まれない(消失)
フィトステロール	果物によって異なる	少ない、または含まれない (加工により損傷・減少しやすい)
ポリフェノール	果物によって異なる	減少(加工により損傷しやすい)
カロテノイド(天然色素)	果物によって異なる	減少(加工により損傷しやすい)
可食種子	果物によって異なる	含まれない(消失)
可食果皮	果物によって異なる	含まれない(消失)

出典:Paul M. Gross. Superfruits. McGraw Hill, 2009, 5ページより

伴うため、酵素は死滅し、ビタミン・ミネラルをはじめとする栄養素も損傷を受けています。多くのローフード実践者が、市販の濃縮還元ジュースには手を出さずに自分で生ジュースを絞るのは、こういった理由からです。

米国のフルーツ研究家、ポール・グロス博士は自著『スーパーフルーツ』(未訳)の中で、未加工のままの果物と、濃縮還元されたジュースの栄養価を上の表のように比較しています。

⑵固形のフルーツメニュー

●バナナと冷凍フルーツのミックスボウル——ひんやり美味しい

冷凍フルーツと相性のよいバナナを使ってミックスボウルを作ります。ひんやりとした食感のアイスクリームのような味わいを楽しむことができます。さまざまな冷凍フルーツが出回っていますが、よく見かけるのがイチゴ、ブルーベリー、マンゴー、パイナップル、ブドウ、ライチなどです。私はこのうち、ブルーベリーとマンゴーをよく利用しています。

☆バナナと冷凍フルーツのミックスボウルの作り方

①バナナを包丁でスライスして、お皿に敷き詰める。
②その上に冷凍ブルーベリー（または冷凍マンゴー）をのせる。
③混ぜ合わせて、全体がひんやり冷たくなったら出来上がり。

ブルーベリーが半解凍くらいの状態でバナナとミックスすると、ちょうど良いひんやり食感になります。スーパーが閉まっていてコンビニしか開いていないときでも、用意できる可能性が高いメニューです。最近のコンビニは、冷凍フルーツの取り揃えがとても充実しています。

東洋医学やマクロビオティックの影響を受けた方に多いのですが、生の野菜や果物は体を冷やすのでよくないと考えている人もいます。しかし、多くのローフード実践者が体験している世界は、その逆です。「体の内側からポカポカする」「血のめぐりが良くなったのか、体温が上がった気がする」などと、体の冷えとは真逆の現象を体験する人が多いのです。

この理由としては、生の野菜や果物は、加熱処理によって酵素が破壊されておらず、たいへん消化が良いため、全身の代謝が良くなっていることが考えられます。なにより、人間以外のすべての野生動物は、食べ物を加熱することなく、そのままの状態で食べています。寒さが厳しい冬になると、寒風にさらされて冷え切った食べ物をそのまま食べることもありますが、それはそれで何の問題もないわけです。

☆ブルーベリーの栄養メモ

ほぼ全ての必須栄養素が含まれており、毎日の栄養摂取目標を達成する上で良い摂取源となり得る。特に、食物繊維、ビタミンC、必須ミネラルのマンガンを多く含む。皮の青色色素成分であるアントシアニンとレスベラトロールは、強力な抗酸化作用があるとされている。シアニジンやデルフィニジンなどのアントシアニン色素が、老化、記憶力、身体能力、炎症、心血管系、代謝系、抗ガン機構に及ぼす効果について、熱心な研究が続けられている。動物を用いた研究では、ブルーベリー抽出物を与えられたラットにおいて、老化に関連した疾患の進行が遅くなったり、その進行が逆転したりした。一時的な若返り現象として一般にも話題になったが、これはブルーベリーの強い抗酸化作用および抗炎症作用によるものと推定されている。

☆マンゴーの栄養メモ

特に含有量が多いのが、水溶性食物繊維、ビタミンC、カロテノイド、ポリフェノール。幅広い必須栄養素を豊富に含んでおり、毎日の栄養摂取目標を達成する上で優れた摂取源となり得る。総合的な栄養価で見た場合、マンゴーは果物の中でも特に優れている。マンゴーの果肉には25種類ものカロテノイドが含まれ、中でもベータカロテンを最も高濃度で含有している。また、各種ポリフェノール、天然化合物のルペオール、および、マンギフェリンと呼ばれるファイトケミカルも含む。ルペオールは、抗腫瘍効果および抗炎症効果で知られ、マンギフェリンは、優れた抗酸化力と抗炎症作用を持ち、血管を健康に保つ働きがあると考えられている。

☆黒バナナで食費を抑えながらスリムに

バナナに関しては、黒く熟して安売りされているものを狙って、上手に食費を抑えます。バナナは、シュガースポットが出て熟した状態のときが、いちばん甘くて美味しいし、消化しやすく、抗酸化作用にも優れています。

バナナは、身近にある食品の中で最も抗酸化力が高いことが分かっており、その抗酸化力はにんにくやお茶を上回ります。にんにくやお茶はメインディッシュにはなれませんが、バナナはメインディッシュになりえます。そしてバナナが黒く熟すほど、抗酸化作用が高まることがわかっています。

もう一つバナナがすごいのが、免疫力を高める作用が他の果物に比べて強いこと。ガン治療などで使用される免疫増強剤に匹敵するほどの免疫活性力があると言われ、ガン細胞を壊死させる効果やガン腫瘍の増殖を抑える効果も注目されています。この免疫活性力も、バナナが熟して黒くなるほど強まります。免疫増強剤をはじめ、ガン治療で使用される薬剤がいかに高価であるかを考えれば、黒バナナは高くありません。食費は工夫次第で節約できるものです。『黒バナナ健康法』（鶴見隆史、アスコム）という可愛い本が出ているので、手元においてモチベーションアップされることをオススメします。

本書によると、黒バナナは①便秘・ぽっこりおなか、②肌トラブルやアレルギー、③肥満・メタボ、④かぜ、⑤頭痛、⑥肩こりや腰痛、⑦うつや気分の落ち込み、⑧眠れない、眠りが浅い、⑨高血圧、⑩高コレステロール、⑪糖尿病、⑫ガンの予防の12の症状に効きます。

(3)塩分を含むフルーツメニュー

●ベビーリーフとアボカドのサラダ——植物油を使わないのがポイント

一般的なサラダ料理にドレッシングとして使われる植物油はローフードではありません。一般的な植物油の場合、蒸気による事前加熱（45～85℃）、排出プレスによる摩擦熱（72～84℃）、蒸気による脱臭（230〜245℃）などの工程を経ています。また、植物から抽出された瞬間から急激なスピードで酸化が進みます。これらの問題を回避して、健康的な油を摂取するのに最もよい方法は、アボカドやナッツをそのまま食べて、自然のままの状態から栄養を摂取することです。

ベビーリーフを敷き詰めた上にカットしたアボカドを添えて、ハーブ岩塩などで味付けすれば出来上がりです。植物油を使わずに美味しくサラダを楽しむことができます。甘い果物ばかり食べていると、甘味に飽きて、塩っけのある食べ物が欲しくなることがあります。そんなときこそアボカドサラダがピッタリです。

☆ベビーリーフとアボカドのサラダの作り方

①ベビーリーフをお皿に敷き詰めます（ベビーリーフはカットする必要がないので楽）。
②適度な大きさにスライスしたアボカドをのせます。
③ハーブ岩塩などで味付けして完成。

食べた後のお皿は、洗剤を使わなくても水だけできれいに洗い流せることも観察してほしいと思います。お皿汚れの多くは植物油脂に由来するものですが、植物油脂のべとつきはなぜか、アボカドやナッツをそのまま盛り付けただけのお皿の上では発生しません。この「植物油脂のべとつき」は、口の中でも同じです。なぜか、アボカドやナッツをそのまま食べるだけの場合は、そこまで口の中がベトベトしないのです。脂肪分を自然な形でアボカドやナッツだけから摂取するようにすれば、この僅かな違いに気付くようになるかもしれません。味覚が自然な状態に近づいているのです。

私がおすすめする葉物野菜はベビーリーフ（幼葉）です。代表的なベビーリーフは、水菜、ルッコラ、リーフレタス、レッドスピナッチ、マスタードリーフ、ケール、ピノグリーン、デトロイトなどです。詰め合わせで売っていることが多いので、結果的に複数種類の幼葉から栄養を摂取することになります。

成長した野菜と比べた場合、ベビーリーフには次のメリットがあります。

①農薬の散布回数が少ない

病害虫の影響を受ける前の幼葉の段階で摘み取ってしまうため、農薬の散布回数が少なく、使われる化学肥料も最小限である。無農薬・化学肥料無使用で売られているものも多い。

②シュウ酸の含有量が少ない

シュウ酸は、ホウレンソウなどのあく・えぐみの原因とされている成分であるが、ベビーリーフはシュウ酸の含有量が少ない。シュウ酸は尿路結石を引き起こす可能性があるとされ、ホウレンソウの生食を勧めない医師も多い（下茹でするとシュウ酸が流れ出るため、下茹でが勧められることが多い）。

③これから成長してゆくための栄養素がぎっしり詰まっている

レタスと比較した場合、ベータカロテンは10倍以上、ビタミンCは約7倍、鉄は約5倍、カルシウムは約6倍、葉酸は約4倍、食物繊維は約2倍と、ほとんどの栄養素において優れている。この豊富な栄養価は、大人になるために必要な栄養素が凝縮されているからと説明することができる。

④苦味成分のアルカロイドが少ない

苦味成分であるアルカロイド系毒素は、幼葉の段階では含有量が少ない。この毒素は害虫などから身を守るためのもので、幼葉が成長するにつれて含有量が多くなる。

●フルータリアンの塩分摂取について

無塩の生食率が70％程度で、残り30％が塩分を含んだ加熱食という食事をしている場合、塩分の不足について特に心配する必要はないでしょう。人体が必要としている塩分はほんのわずかであり、米国心臓協会によると、人体が1日あたりに必要とするナトリウム量はわずか500㎎であり、食塩に換算すると約1・27ｇです。また、無塩のフルーツファスティングを数日間限定的に行う程度であれば、これも塩分の不足を気にする必要はないでしょう。体内に塩分のストックがあるからです。

しかし、果物が90％以上の、本格的なフルータリアン食を長期間続ける場合には、何らかの形で塩分を補うことになるでしょう。植物食の野生動物は、岩塩を舐めたりして、通常の食事とは別に塩分摂取を行っています。野生のオランウータンの場合、森の中の「塩場」と呼ばれる水たまりを頻繁に訪れることが知られています。塩場ではミネラルを多く含んだ水が湧き出ていて、オランウータンのミネラル補給源になっています。フルータリアンの塩分摂取方法は人それぞれです。スープを作る人、梅干しなどの漬物をつける人、ハーブ岩塩で味付けしたサラダを食べる人など、いろいろなパターンがあります。

健康を害する食習慣としてよく議論されているのが、塩分の過剰摂取です。これを是正するのに困難を感じる人が多いようです。厚生労働省による令和元年国民健康・栄養調査によると、日本人の1日あたりの平均食塩摂取量は10・1gであり、明らかな塩分の過剰が指摘されています。厚生労働省は、2024年から始まる「健康日本21（第三次）」において、1日あたりの食塩摂取量の目標値を、前回から1g少ない7g未満と定めました。病院などで高血圧を指摘された場合は、さらに少ない6g未満を目標とすることが多いようです。

これらの目標に対して、「厳しすぎる」「非現実的である」と不満の声が上がっているわけですが、目標を達成するのに良い方法があります。それは、1日3食のうち1食をフルーツ食にするというものです。これで塩分を3分の1カットできます。これに加えて「ソースをかけすぎない」などの一般的にいわれている注意事項を守るようにすれば、7g未満、6g未満という値は比較的簡単に達成できるでしょう。

工業的に製造された精製塩が体に悪いだけであって、未精製の自然塩であれば何ら問題はないと言う人もいます。しかし、地元の岩塩を常食し、食塩摂取量の多いモンゴルは、世界的に見ても高血圧者の割合がかなり高く、胃ガンの多発国でもあります。モンゴルでは、モンゴル岩塩を溶かしたミルクティーが愛飲されており、1日に何度も飲むので、食塩摂取量がかなり多くなっています。食塩摂取量と胃ガン発症リスクとの間には明らかな相関関係があり、食塩摂取量の多いモンゴル、韓国、日本の胃ガン発症率は世界トップレベルです。

厚生労働省が掲げる7g未満という目標値は、日本人にとって厳しすぎるとして不満もあるかもしれませんが、世界的に見ればまだまだ高すぎる値です。世界保健機関（WHO）は、1日あたりの食塩摂取量の目標値を5g未満に設定しています。米国心臓協会にいたっては、1日あたりのナトリウム摂取量で1500㎎未満、食塩摂取量に換算して約3・8g未満を目標に掲げています。この目標も、人間側の慣習に合わせて高めに調整された値とされており、科学的にはもっと低い値を設定したかったようです。これ以上低くすると、非現実的すぎて目標設定自体に意味がなくなるという声があるので、高めに設定しているのです。

では、当協会が推奨する塩分摂取量の達成者は一体どこにいるのでしょうか。それはおそらく、当協会が提案するような厳しい減塩食の実践者ではなく、野生の果食動物のような食事をしている人たちではないかと思うのです。米国心臓協会が設定する目標値は、ほとんどの人たちにとって非現実的で厳しすぎるものですが、フルータリアンにとっては「当たり前に超えられる日常」という感じです。これは、果物という食べ物が唯一、塩で味付けしなくても美味しく食べられることと関係があります。フルータリアンは、植物食の野生動物と同じで、毎回の食事のたびに塩を摂取しなくてもよいので、結果的に減塩がとても楽なのです。

熱中症に対する懸念から、減塩に対して不安を抱く人もいるかもしれませんが、酵素栄養学者のエドワード・ハウエル博士は、次のような興味深い発言をしています。塩分摂取量が少ない生食主義者の方が、サウナに長く入っていられるというのです。

「しかし、生の食物なら食卓塩の必要がないことも明らかだ。そしてその結果として、尿への塩素の排出もきわめて少なくなるが、血液中の塩素の量は、塩を加えて加熱調理した食物を食べている人よりも多くなっていて、これは予想外で驚くような発見なのだ！

また、もう一つ意外なことを付け加えると、塩抜きの生食療法をしている人は、塩を加えて加熱調理した食物を食べている人よりも、サウナに長時間入っていることができる。このような意外な事実に照らすと、職業上熱にさらされることが避けられない業務にたずさわっているために、塩を余計に摂っている労働者のことを調べ直し、彼らには生食を勧めるのがよさそうである。」

第7章　ティルデン博士の毒血症の木

「病気とは浄化の症状であり、症状とは体が引き起こす防衛手段である。
数々の病気が存在しているように思われているが、実は病気は一つしかない。
古代ギリシャの医師・西洋医学の祖　ヒポクラテス
（紀元前四六〇年頃〜三七七年頃）」

1　毒血症とは

毒血症とは、「代謝の過程で生じる老廃物、人体の生理に相応しくない食べ物から生じる有毒な副産物、および食品中の添加物をはじめとする各種有害物質が、解毒・排泄能力を超えて過剰に存在するため、それらが血液中に入り込むことによって引き起こされる全身的な有毒症状」のことです。

毒血症のコンセプトは、医学博士のジョン・Ｈ・ティルデン（１８５１〜１９４０）によって提案されました。１９２６年に『毒血症が明らかにしたこと』（原題：Toxemia Explained）と題する本を執筆したことで、さらに広く知られるようになりました。

ティルデン博士は、ほとんど全ての病気の原因は、毒血症というたった一つの症状に由来すると考えました。この考え方は、病気を細かく分類して細分化・専門化を繰り返す現代医学（西洋医学）の体系とは根本的に対立するものです。そのため、およそ90年間にわたって主流の現代医学からは無視され続けることになりました。しかし、ナチュラルハイジーンなど、自然療法を処方する医師たちによって密かに伝えられ、語り継がれていくことになります。今では、病気の根本的な原因に迫った書として、ヘルス分野のクラシックになっています。

まずは、現代医学が病気をどのように体系化しているかを図式化してみたいと思います。

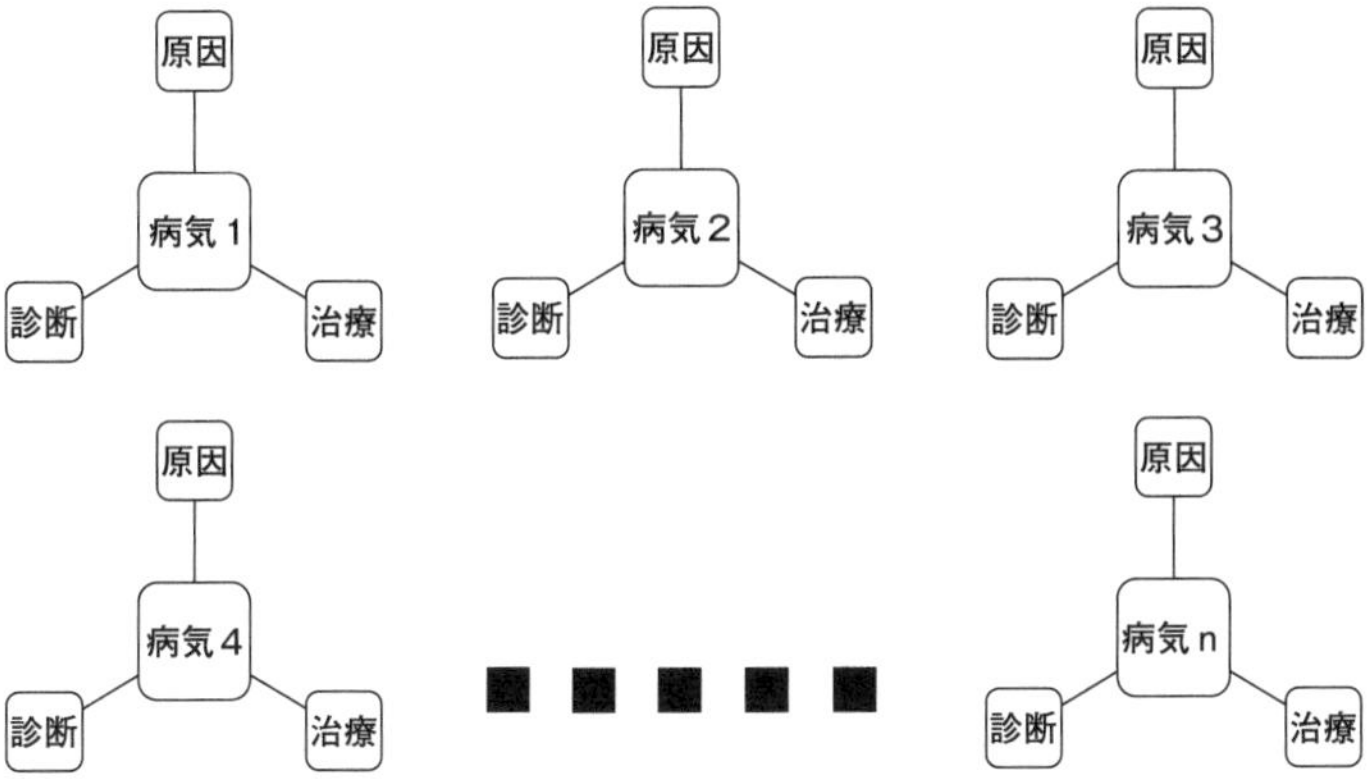

現代西洋医学の観点
（１つ１つの病気ごとに原因と治療法がある）

現代医学では、病気を症状ごとに事細かに分類し、それぞれの病気に対して原因と治療法を追究していきます。よって、病気の数だけ病気の原因が存在することになり、n個の病気があるとすれば、少なくともn個の原因が存在するわけです。

一個人の立場からすれば、たとえ一つの病気の原因を個人の努力によって無くすことができたとしても、それ以外の「病気の原因」が無数に存在することになります。これは、「病気の原因」を個人の努力でコントロールすることは不可能だという感覚を与えます。病気に襲われるのは単なる確率論の問題であり、避けることのできないリスクであるという感覚です。

たとえ個人の努力でどうにもならなくても、それぞれの病気ごとに〝最先端〟の治療法が用意されているので、〝最先端〟の医学がなんとかしてくれるだろうと、医者や病院に依存的な態度が醸成されていきます。

また、現代医学の分類体系の中では、ここ100年間、医学的知識の爆発が起きており、ますます知識の細分化・専門化が進んでいます。ティルデン博士が『毒血症が明らかにしたこと』を書いた1926年、病気の数は約400でした。現在はどうかというと、分類の仕方によっても変わるので単純な比較はできませんが、家庭医学大全科には約2600もの病気が記載されています。医学生が身につける知識はますます膨大なものになり、医学の専門家でさえ、この分類体系を網羅的に見渡すことが不可能になっています。ましてや専門家以外の素人は、その膨大な知識の前で立ち尽くすしかなく、さらに医者や病院に依存的になっていきます。

しかし、ティルデン博士が提唱した「毒血症」の世界では、このような複雑さから逃れて、病気の原因をシンプルに捉え直すことができます。この世界では、毒血症というたった一つの症状が、全ての病気の原因になっているとされます。

●病気になる5つのプロセス

細部のプロセスは後で説明するとして、まずは、毒血症の世界における、病気の原因と進行を「木」のイメージで表してみます。

「毒血症の木」の根の部分は、毒血症を引き起こす原因を表しており、成長した葉の部分は、毒血症が引き起こしうるさまざまな病気を表しています。木の幹の部分は、毒血症が引き起こ

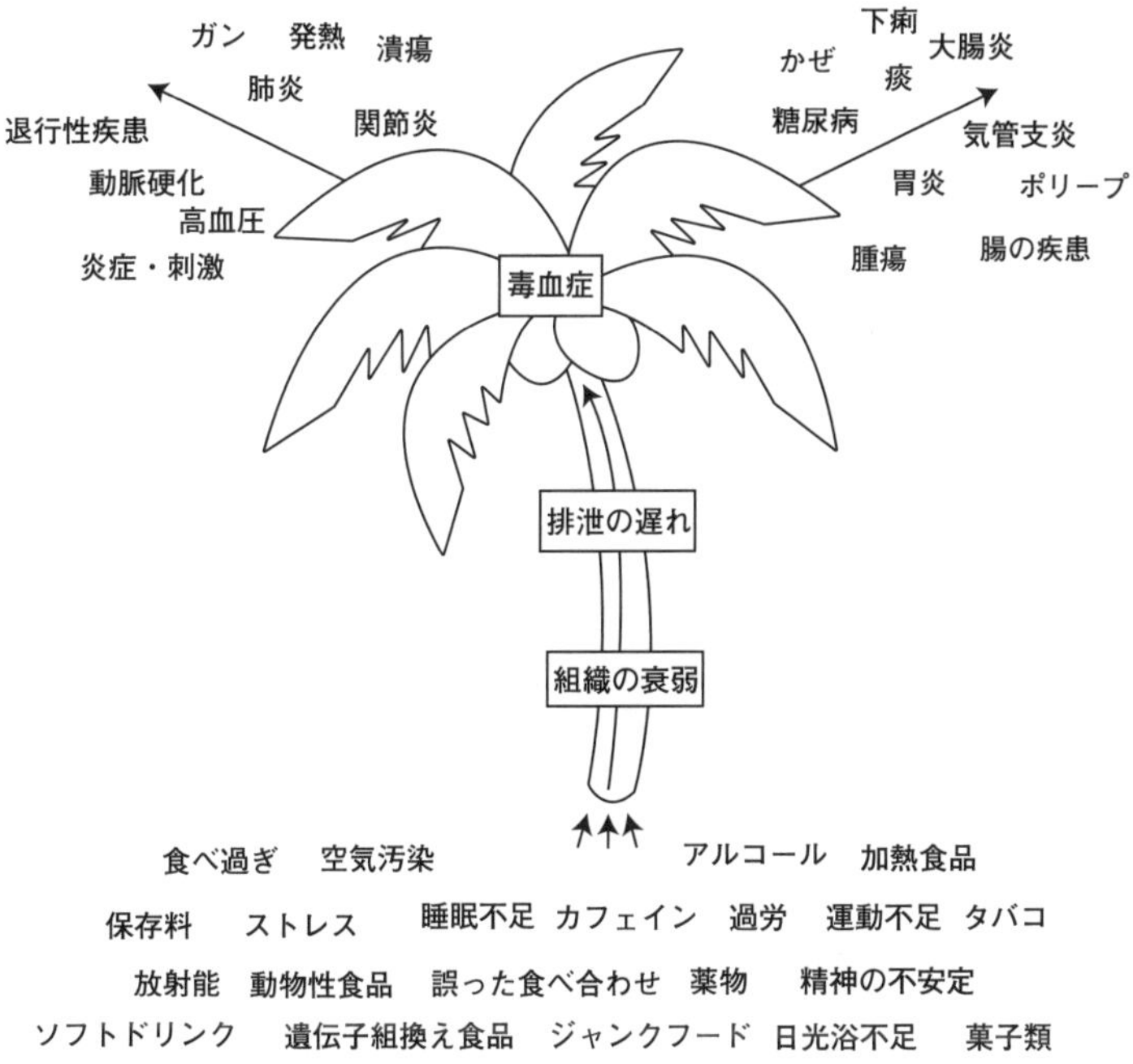

ティルデン博士の「毒血症の木」

される過程を表しています。
次の5つのプロセスにまとめることができます。

①誤った食生活・ライフスタイル→②組織の衰弱→③排泄の遅れ→④毒血症→⑤各種病気の発症

まず、①のさまざまな「誤った食生活・ライフスタイル」が病気の出発点になります。列挙してみるとわかりますが、現代社会には、加熱食品、加工食品、添加物、タバコ、カフェイン、砂糖、アルコール、運動不足、睡眠不足、ストレス、過食、放射能、空気汚染など、健康に悪影響を与える生活習慣が多くあります。本人が自覚しているものもあれば、そうでないものもあります。

これら有害要素のすべてが総体的に働いた結果として、②の「組織の衰弱」を引き起こします。各組織はそれぞれ果たすべき役割がありますが、そのために必要なエネルギーを十分に生成することができなくなります。

各組織は、常に毒素の解毒・排泄を行って代謝のバランスを保っていますが、代謝のアンバランスが見られるようになり、③の「排泄の遅れ」が生じます。排泄されずに行き場を失った毒素は血中に入り込むようになり、④の「毒血症」を引き起こします。体は毒素の排泄に対して過重労働の状態になり、必死に解毒・排泄を続けますが、解毒・排泄能力を超える毒素が存在するかぎり、毒素は蓄積し続けます。そして、ついには⑤の「各種病気の発症」に至ります。

さまざまな病名がありますが、どの器官が毒血症の影響を受けたかによって症状が変わっているだけであって、根本的な原因は一つ、つまり毒血症です。よって、毒血症を引き起こさないような食生活・ライフスタイルを心がければ、ほとんどの病気を防ぎうるというわけです。

2　ガンに至る7段階

毒血症がガンを引き起こすとき、次の7段階のプロセスを経ます。

ステージ1：衰弱→ステージ2：毒血症→ステージ3：刺激→ステージ4：炎症→ステージ5：潰瘍形成→ステージ6：硬化→ステージ7：ガン

普通の医学書などでは、これらの症状は別々に記載されていることが多いのですが、毒血症的な観点からは、一続きになった経時的なプロセスと見なされます。原因はたった一つ、つまり毒血症です。

まず病気の第1段階には、組織の衰弱という現象があります。これは、体が行わなければならない処理に対して、十分なエネルギーを供給できていない状態です。代謝の過程で生じる有毒な副産物や、飲食物に由来する有毒な残留物を除去することも重要な仕事の一つですが、エネルギーが不足していると、これらの排泄処理に支障をきたします。そして排泄が遅れただけ、有毒物質が余計に体内に留まることになります。このエネルギー不足は、寝ると回復するので、体は「だるい」「眠い」というメッセージを発してエネルギーの回復を促そうとします。単にだるかったり眠かったりするだけなので、この程度の症状で病院に行く人は誰もいません。有毒物質の排泄の遅れはエネルギー不足によっても起こりますが、体に取り込まれる有毒物質の量が多い場合にも起こります。体内で生じる有毒物質の量に対して、排泄のスピードが追いつかないとき、排泄に遅れが生じて、第2段階の「毒血症」をもたらします。

血液、リンパ節、そして体内の各組織は、排泄されなかった有毒物質で満たされ始めます。毒血症が進行して、毒素を排泄する必要性がさらに高まったときに、体に起こる典型的な症状が風邪です。風邪になると、防衛機構が総動員され、体は発熱しながら代謝を速めます。ここで発熱が伴うのは、体内に蓄積した毒素の排泄を急ぐためです。毒素は血流に送られ、腸、膀胱、肺、皮膚といった排泄器官まで運ばれていきます。

第3段階の「刺激」では、体はもっとわかりやすい警告を発して、体内の毒素レベルが上昇していることを知らせてくれます。典型的な「刺激」の症状が、皮膚のかゆみです。皮膚は巨大な排泄器官であり、無数の毛穴から毒素の排泄を行っています。毒素が皮膚の表面に達したときに、かゆみを感じます。かゆみは不快であるものの、それほど深刻な症状ではなく痛みもありません。この「刺激」の段階で何も気にしないまま何年も過ごしてしまう人もいます。治療を受けるほど大したものではないので、毒血症をもたらした生活習慣は何も変わることなく放置されます。有毒な残留物が排泄されないまま蓄積し続けて、さらに高い濃度に達すると、第4段階の「炎症」を引き起こすことになります。

炎症が起きているとき、体は最大限のエネルギーを使って必死に浄化・回復を試みています。特定の部位に毒素がかき集められて、解毒・浄化が集中的に行われます。扁桃腺に炎症が起きれば扁桃炎、肝臓なら肝炎、大腸なら大腸炎、皮膚なら皮膚炎です。さすがにこの段階になると痛みを伴うので、何かしらの問題が起きていることに気付きます。痛みが警告していることは、何らかの是正措置を講じなければ、危険な状態に陥るということです。痛みを抑えるために多くの人が薬に頼ろうとします。しかし、薬は表面的な症状を抑えるだけであって、毒血症の原因を取り除くわけではありません。それどころか、薬自身の毒性によってさらに毒血症を悪化させてしまいます。毒素の蓄積がさらに続いた場合、第5段階の「潰瘍形成」に至ることになります。

この段階まで来ると、細胞や組織の破壊が起こります。神経が剥き出しになっている箇所があるので、ひどい痛みを伴います。胃に穴が空いて胃潰瘍になることもあれば、口の中に口内炎ができることもあります。体は、潰瘍を毒素の吐き出し口にして解毒を試みます。その結果、毒素のレベルが十分に下がれば、潰瘍は回復過程に入ります。それでも毒素の排出が間に合わなかったとき、第6段階の「硬化」が起こります。

体は、損傷した組織を固くしたり、潰瘍によって失われた箇所を塞いだりします。固くなった組織の嚢に毒素を閉じ込めて、毒素を隔離しようとします。他の部位に毒素が広がらないようにするためです。この嚢は腫瘍の一種であり、ガンと誤診されることもあります。この段階までは、細胞は体によってコントロールされていますが、毒血症をもたらす生活習慣がさらに続いた場合、細胞はついに暴走を始めます。他の細胞に寄生して栄養素を取り込みながら、無秩序に振る舞い続けます。絶え間なく毒に曝された結果、遺伝情報に異変が起きているため、もはやコントロールは効きません。これが最終ステージのガンと呼ばれる状態です。多くの人はガンになったとき、ガンに敵意を示して、突然襲いかかってきた外部侵入者のように見なしますが、本当はずっと毒素の排泄を続けて体を守っていてくれたのです。

ティルデン博士はガンの原因について次のように言っています。

「ガンの原因を見つけるには、風邪、粘膜の炎症から始まった症状が、刺激、炎症、硬化、潰瘍形成を経てガンに至るまでの病理を観察することだ」

●毒素の主な発生源は2つ

体内の有害毒素は、主に2種類の発生源から生じます。

1つ目は、人体で日常的に行われる代謝のプロセスで生成される老廃物です。毎日、何億という古びた細胞が新しい細胞に入れ替わっていますが、これらの古びた細胞は有毒であるため、速やかに体外に排泄する必要があります。これ自体は正常で自然なプロセスであり、排泄機能が通常に機能している限り、問題なく老廃物の処理が行われます。

2つ目は、人体の生理構造に相応しくない食べ物が、体内で完全に消化・吸収されなかったことが原因で生ずる副産物・残留物です。この残留物は有毒であるため、速やかに体外に排泄する必要があります。

これらの有害物質が大量に生成され続けて、解毒・排泄機能で処理できる限界を超えたとき、排泄の遅れと毒素の蓄積を引き起こします。行き場を失った毒素は、脂肪細胞や筋肉組織にしまい込まれます。これら毒素は酸性であるため、各細胞は水分で中和しようとします。これが、余分な水分をため込むことになり、体重増加の原因にもなります。

現代医学では、ウイルスや細菌が病気の原因であると解説されることが多いです。しかし、これは病気の根本的な原因ではありません。そこには、ウイルスや細菌による感染を容易に許してしまうような〝土壌〟があります。この〝土壌〟、つまり毒血症に陥った身体が病気の根源なのです。

3　排泄の遅れを引き起こさないのは〝生きた水分〟を含んだ食べ物

世界的に最も有名なローフード理論であるナチュラルハイジーンの世界では、排泄の遅れを引き起こさない食べ物のことを、〝生きた水分〟を含んだ食べ物と呼んでいます。果物と生野菜のことです。

〝生きた水分〟を含んだ食べ物以外の食べ物は、完全に消化・吸収されず、体内で有毒な副産物・残留物を形成します。煮る・焼く・蒸す・揚げる・茹でるといった調理加工がされた食品は、生きた水分が飛ばされているため、生きた水分を含んでいません。また、肉、魚、乳製品、穀物、豆類などは凝縮された食品であり、生きた水分を含んでいません。

生きた水分を含んでいない食品が多くなるほど、毒素の蓄積が多くなり、ますます体をつまらせるようになります。調理加工された食品は、熱による変性を受けて本来の状態から大きく変化していますが、人間の生理機能や構造は他の類人猿と同じく、これらを完全に処理するようにはできていません。

食品の加熱調理によって意外にも多くの有害物質が生成されることは、第4章でも確認したとおりです。食品の高温処理によって発生するＡＧＥ物質は、強力な発ガン性物質のアクリルアミドをはじめ、１００種類以上見つかっています。肉を焼いて焼き肉にすればベンゾピレンが生じ、油を加熱すれば、危険性の高いトランス脂肪酸も発生します。これら有害物質の摂取量は、加熱調理を行う人間だけが異様に高くなっています。

私たちの周りには、〝生きた水分〟を含んだ食べ物を主体にして元気に生きている有名人がいます。動物園のゴリラやオランウータンなどの類人猿です。動物園は20世紀の間に長い試行錯誤を繰り返した結果、結局これらの類人猿に果物や生野菜を与えるようになっています。動物たちに加熱食品を与えていた時代もありましたが、健康状態が悪かったため、結局自然のままのローフードに戻しました。動物園は、類人猿を健康的に長生きさせる食事について経験的に知っているのです。

毒血症のコンセプトが教えてくれる健康の秘訣はシンプルなものです。それは「体の内側をキレイにする」ということ。「調理加工された食品を減らして、体をつまらせないようする」こと。現代人は毎日お風呂に入ったり歯を磨いたり、体の外側を清潔にすることには非常に気をつかいますが、体の内側をキレイにしようと心がける人はほとんどいません。人体の生理に相応しい食べ物を通じて「体の内側をキレイにする」というアイデアは、世に蔓延する多くの病気を遠ざけるポテンシャルを秘めています。

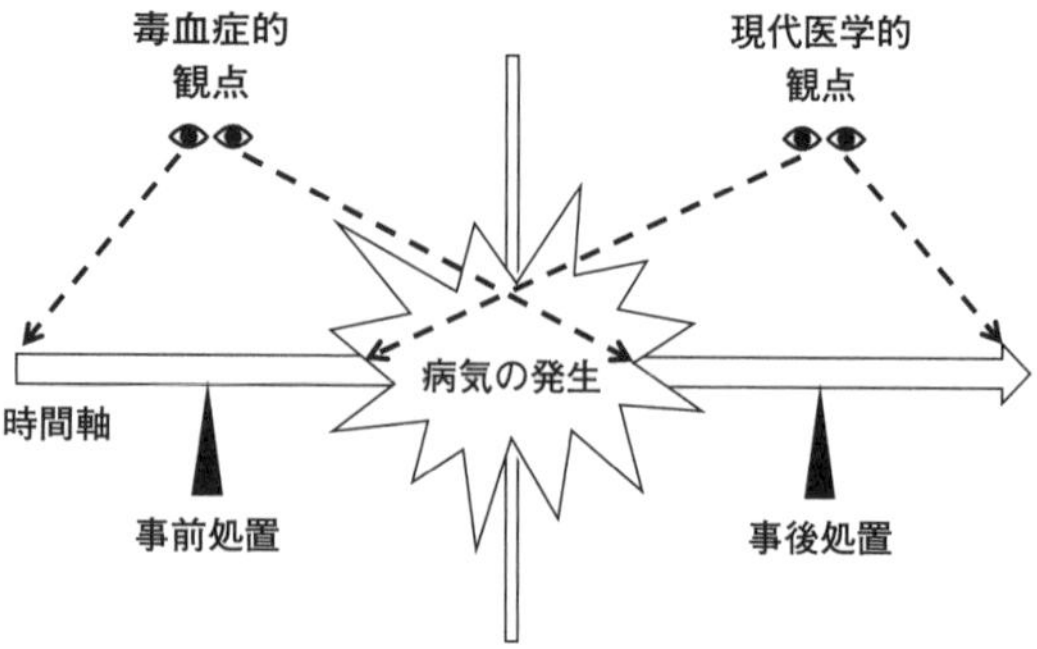

4　病気を見つめる2つの視線

病気にならずに健康的に生きる上では、「ティルデン博士の毒血症の木」のような因果関係がわかりやすいシンプルなイメージを持って、毒血症にならないような食生活とライフスタイルを心がけるのが一番です。

病気の「治療」ではなく、病気の「予防」を心がけて健康的に生きていきたいと願う個人にとって、現代医学の専門的知識はあまり役に立ちません。そのことは、医師たちが身をもって証明しています。もし、現代医学の知識が病気の予防に役立つのならば、医師たちは一般人よりも優れた健康状態にあるはずですが、実際はそんなことはありません。一般人と同じように、さまざまな病気にかかっています。

なぜでしょうか。それはずばり、現代医学が徹底的な事後処置の体系だからです。病気に対するアプローチには、事前処置と事後処置の2つがあります。毒血症の世界における病気に対する観点は現代医学とは全く異なるものですが、事前処置と事後処置の観点から違いを説明することができます。

病気の発生という事実があった場合に、それが一度発生してしまってから、それをどのように治療していくかという事後処置に注力するのが現代医学です。逆に、病気の発生が起こる前に、どのような措置をとりうるかを考察・追究しようとするのが毒血症的観点です。事前処置は「予防」、事後処置は「治療」のことを言っていて、当たり前のことのように感じるかもしれません。

しかし、多くの人が勘違いしやすいのは、現代医学は、この「予防」と「治療」の2つをバランスよく統合した〝賢い〟体系であると思い込んでしまうことです。実際はものすごく偏っていて、徹底的に事後処置の観点から治療の体系が作られています。

また、現代医学は伝統的に、食生活や生活習慣の要素を軽視してきたという問題があります。全米でベストセラーになった『こうして医者は嘘をつく』の著者、ロバート・メンデルソン医師は、現代医学の方向性に問題があることを次のように指摘しています。

「現代医学では病気の原因を、毎日の生活習慣にその原因を求めず、ウイルスや細菌、細胞の突然変異と遺伝子に求めている」

そういう意味では、病気の根本的な原因については目をつぶったまま〝奇跡〟の治療薬を追い求める行為が現代医学なのかもしれません。

また、ティルデン博士と同時代に活躍した医師であり、全世界で1000万部を超えるベストセラー『人間　この未知なるもの』の著者でもある、アレキシス・カレル（1873〜1944）は、次のような言葉を残しています。

「今いる医師たちが明日の栄養士にならなければ、今いる栄養士たちが明日の医師になるだろう」

実は、現代医学と栄養学の分断は、この時代から始まっていたのです。現代医学が「事後処置」に注力した体系を作り上げていく中で、「事前処置」と相性のよい栄養学を軽視する傾向が強まっていきました。そして、毒血症のコンセプトも「事前処置」と相性のよい視点を持っていました。そうであるがゆえに、主流の現代医学からは無視され続けることになりましたが、一部の医師からは注目され続けて、結果的に現代医学が抱える問題点を照らし続けたのです。

●病気は「突然降りかかってきた不運」ではない

現代医療のサービスを受けて仮にガンが見つかったとき、患者目線で恐怖を感じやすい理由の一つが、はっきりとした原因が告げられないことではないでしょうか。多くの場合、単に、ガンに冒されているという事実が知らされるだけです。この場合、ガンとは突然襲いかかってきた不運でしかありません。わけもわからず突然体内で暴走を始めたガン細胞のイメージはまさに恐怖です。

仮に治療が成功したとしても、再発の不安が常につきまといます。多くの場合、病気を招いた食生活や生活習慣は放置されたままです。病気の再発も、結局は突然降りかかってくるリスクでしかなく、はっきりとした因果関係がわからないので、恐怖を感じやすいのです。

しかし、毒血症の観点から考え直してみると、ガンの最初のきっかけは、軽い風邪のような症状や、わずかな炎症だったのかもしれないのです。一つひとつの細胞は解毒・排泄処理を続けていましたが、その処理能力の限界を超えるような状態がなぜか続いてしまったのです。

そして多くの場合、原因は食生活や生活習慣にあります。このような物の見方は、一部の人に勇気を与えるものだと思っています。病気を単に「突然降りかかってきた不運」として受け入れるしかなかった状態から、自身の食生活や生活習慣を振り返って分析できる状態に入れるからです。多くの病気は「突然降りかかってきた不運」ではありません。そこには確かな因果関係があります。そして、その原因が食生活や生活習慣に根ざしたものであるならば、何らかの改善の余地が残されている可能性も高いということです。

おわりに

●果物を食べていない日本人

本書は、フルータリアン・ダイエットの本質的な部分、つまり「フルータリアニズム」をある程度のコンパクトさを保って、興味深く伝えることを意識したため、「Q&A」のコーナーなど、省略した情報もあります。フルータリアン・ダイエットに対して寄せられる典型的な質問としては、タンパク質の問題、ビタミンB_{12}の問題、農薬の問題など、さまざまなものが予想されます。しかし、これらの多くは、菜食系ダイエット全般に共通する典型的な質問例でもあるため、今回は省略しました。興味のある方は数多くの類書にあたることができます。

このような本を書くくらいですから、フルータリアンとしてさまざまな理想を思い描くことはあるのですが、私が掲げる目標はささやかで現実的なものです。それは、厚生労働省が定める、果物摂取量の目標値「1人1日当たり200g」をできるだけ多くの人が達成できるようにすることです。2023年5月、厚生労働省は、食物摂取量などの目標値を定めた「健康日本21」を10年ぶりに改訂しました。中でも果物は、以前の目標「果物の摂取量が1日100g

未満の人を減らす」が低すぎたという反省から、表現も変更した上で、摂取目標値を事実上2倍となる「200gの摂取」をはっきりと掲げました。

実は日本人はあまり果物を食べていません。厚生労働省が2018年に実施した「国民健康・栄養調査」によると、日本人1人1日当たりの果物摂取量は平均で96・7gでした。果物摂取量が最も多かった1975年の193・5gから半減しており、現在の摂取目標値200gの半分にも満たない量です。

世界的に見ても、日本人は果物をあまり食べていません。FAO（国際連合食糧農業機関）による2017年のデータでは、日本人の1日あたりの果物消費量は、世界167ヶ国中141位でした。1日あたりの摂取量が300gを優に越える国々が上位に連ねる中、日本はかなりの低順位でした。

自称「99％純粋なフルータリアン」であったパトリック・フラナガン博士は、『解き明かされた「不老の水」』という水に関する科学書を書いています。あくまで水の科学書であり、飲食物に関する議論はなるべく避けたいと断っておきながらも、最終章の締めくくりは一般読者へ向けた「果物のすすめ」とも言える内容でした。

「私たちが推奨している食事法は、九十九％の読者にとっては厳し過ぎるとしても、無理やりにでも勧めたいことは、日常の食事にできるだけ沢山の生の果物を加えることである。インゲン豆の類やアルファルファの生のモヤシも高いゼータ電位のコロイドを含んでいる。

高いゼータ電位のコロイドが体内で消費されると、エネルギー・レベルが上昇し、身体は新しい生気に満ちたエネルギーで活性化される。こうして生命力が体内に流入すると、あなたの生体組織にとって何が『良いもの』であるかを、生体組織が感受し始める。自動的にその道筋がたどられて行く。あなたがなすべきこと、それは第一歩を踏み出すことである」

私も同じような気持ちです。フルータリアンの食生活自体はほとんどの人にとって非現実的であるにしても、現状の果物消費量は少なすぎます。

繰り返しの内容になりますが、現代人にとってフルータリアンの実践原理は意外にもシンプルです。それは、「穀物＋塩味」の食品を減らして、その代わりに果物を増やすことです。これは、「加熱調理されて酵素が死滅した酸性食品」を減らして、「酵素が生きている生のアルカリ性食品」を増やすということです。減塩にもつながり腎臓の負担も減ります。果物を食べなかった日は少し物足りないと感じるようになれば、自然食の良きサイクルに入ったと言えるでしょう。

●行き過ぎた日本のグルメ文化

日本人の果物消費量が少ないのは、日本が世界でも有数のグルメ大国であることと関係しています。特に日本のグルメは、「穀物＋塩味」で美味しいものが多すぎます。外国人観光客は、日本のうどんやラーメンが美味しすぎると言ってよく驚いています。麺類以外にも、寿司、おにぎり、丼もの、粉もの料理、ピザ、カレー、お菓子など、それぞれの領域で美食を極めています。焼肉なども、肉を焼いた後はソースをつけて、ご飯と一緒に食べるわけですから、本質は「穀物＋塩味」と見なすことができます。

この「穀物＋塩味」は癖になるような刺激的な美味しさがあって、果物の自然な美味しさとは異なるものです。「穀物＋塩味」の世界にはまればはまるほど、果物に対する自然な欲求は失われていきます。自然界では、穀物食の鳥類ですら、加熱した穀物を塩と一緒に食べるなどという食べ方はしていないことをもう一度指摘しておきたいと思います。そして何より、地球上に存在する800万種類以上の動物のうち、食べ物を火で加熱するのはたった1種類、人間だけであり、ガン・糖尿病・肥満をはじめとする退化病が蔓延しているのもたった1種類、人間だけです。

日本人は少し真面目すぎるところがあって、朝・昼・晩の食事のたびに凝ったメニューを考えて、手間のかかる調理も真面目にこなそうとします。これも意外に果物を食べない結果につながっている気がします。日本人のお母さんたちが作る手の凝ったお弁当を見て、大抵の外国人はびっくりします。本当はもっといい加減でよいのです。果物だけのフルーツ弁当があってもいいし、デーツだけを持っていくという日があってもいいのです。家事の負担は減るし、ガス代もかかりません。果物は調理をせずにそのまま食べて美味しい食べ物ですから、「料理まわりの家事はしない」という選択肢は、毎回の食事のたびに残されています。

繁栄を極める現代のグルメ文化は少し行き過ぎたところがあって、もう少し距離を置きたいと考えている人は潜在的に多いのではないでしょうか。グルメ文化の行き着く先は、生活習慣病や退化病の蔓延であり、その因果関係に気づいているほど、グルメ文化に対して漠然とした不安を感じずにはいられないのです。

現代のグルメ文化は、一見すると、魅惑的で複雑な体系を成す、抗しがたい欲望の塊のように思えるかもしれません。しかし、現代の多くのグルメは「穀物＋塩味」とたった一言で言い表すことができ、そのように単純化して考えることで、一見複雑なグルメ文化ともうまく付き合っていけるようになります。これは、穀物の完全排除を意味しているわけではありません。楽しむときは楽しめばよいのです。それと同時に、「穀物＋塩味」のグルメに完全に飲み込まれてしまうことだけは避けながら、果食動物として意識的にグルメ文化と距離を取り続けるのです。

●自然食への回帰の時代へ

「医学は日々進歩している」という楽観論に対しては、思わず待ったをかけずにはいられないような厳しい現実があります。この現実は「昭和」という時代を知る人間にとっては痛々しいものです。現在は、一生涯において2人に1人がガンに罹患する時代だと言われますが、昭和では4人に1人だったのです（高い喫煙率にもかかわらず）。2017年に初めて、糖尿病罹患者が1000万人を突破しましたが、昭和ではその半分程度でした。この厳しい現実を前に「進歩」などという言葉を軽々しく使うことはできません。

そしてここ数年、「多死社会」という言葉をよく見聞きするようになりました。現代の日本社会を形容して「多死社会」と言うわけですが、新しい言葉なのではっきりした定義は定まっておらず、文脈によって話者の意図するところは変わります。ただ確実に言えるのは、「高齢社会」や「超高齢社会」という言葉とは違う意味で「人が多く死ぬ」社会が、話者の頭の中でイメージされていることです。その原因についてここでは深く議論しませんが、高まり続ける不安の中で、「自然食への回帰」というムーブメントが一部で強まるものと予想しています。

これは、舌の感覚を満たすことだけを追い求めるグルメ文化に対するカウンタームーブメントです。「自然食」を解釈する上で、特に重要なキーワードになるのが、フルータリアン、生菜食、ローフード、酵素栄養学の4つだと思います。フルータリアン・ダイエットが面白いところは、それ自体が、便秘を解消する腸内浄化法の要となったり、未だ科学では解明できないような解毒作用を発揮したり、糖尿病やガンの栄養療法に応用されたりするところです。

最新の栄養学から学ぶだけではなく、20世紀の重要な研究からも学んで想像力を広げることが大事です。本書が自然食への理解を深める上で何らかの役に立ったならば、著者としてはこの上ない喜びです。

【参考文献】

バーナード・ジェンセン、シルビア・ベル（著）、月村澄枝（訳）『汚れた腸が病気をつくる——腸をクリーンにする究極的方法』ダイナミックセラーズ出版（2009）

ピーター・S・アンガー（著）、河合信和（訳）『人類は噛んで進化した——歯と食性の謎を巡る古人類学の発見』原書房（2019）

アラン・ウォーカー、パット・シップマン（著）、河合信和（訳）『人類進化の空白を探る』朝日新聞社（2000）

Peter S. Ungar, *Teeth: A Very Short Introduction* (*Very Short Introductions*), OUP Oxford (2014)

Peter S. Ungar, *Evolution's Bite: A Story of Teeth, Diet, and Human Origins*, Princeton University Press (2017)

Peter S. Ungar, *Evolution of the Human Diet: The Known, the Unknown, and the Unknowable* (*Human Evolution Series*), Oxford University Press (2006)

JOHN THYS「ジャイアントパンダの消化器系、タケ食適応に進化せず　中国研究」AFPBB News（２０１５年5月20日）

Matt Reynolds『「肉食が人類を進化させた」は本当か？』WIRED（２０２２年5月４日）

Boyce Rensberger, "Teeth Show Fruit Was The Staple", *The New York Times* (May 15, 1979)

Zhengsheng Xue, et al., “The Bamboo-Eating Giant Panda Harbors a Carnivore-Like Gut Microbiota, with Excessive Seasonal Variations”, *mBio* Vol.6, No.3 (May 19, 2015)
アン・ギボンズ「食べ物と人類の進化」『ナショナルジオグラフィック日本版』２０１４年９月号
Ross Horne, *Improving on Pritikin: You Can Do Better*, Happy Landings Publications (1988)
Douglas N. Graham, *Grain Damage: Rethinking the High-Starch Diet*, Foodnsport Press (2005)
ジョン・ロビンズ（著）、高橋則明（訳）『１００歳まで元気に生きる！』アスペクト（2006）
G・T・レンチ（著）、山田勝巳（訳）『健康の輪――病気知らずのフンザの食と農』日本有機農業研究会（2005）
パトリック・フラナガン、ゲイル・C・フラナガン、ドリーム書房（著）、藤野薫（訳）『解き明かされた「不老の水」――長寿王国の秘密は「水」にあった』ドリーム書房（1999）
G. Patrick Flanagan, Joseph Andrew Marcello, *Elixir of the Ageless: You Are What You Drink*, Createspace Independent Pub (2016)
Joseph Marcello, *Flanagan Speaks!: Dialogues on Pyramid Power, Health & Spiritual Healing*, The Saint Bookstore (2019)
Francis Marion Pottenger, *Pottenger's Cats: A Study in Nutrition*, Cancer Book House (1983)
栗山毅一『永遠の若さを保証する自然食の秘密――食品公害の中で生き抜く知恵』徳間書店（1970）
ノーマン・ウォーカー（著）、樫尾太郎（訳）『生野菜汁療法』実業之日本社（2000）
ウェストン・A・プライス（著）、片山恒夫、恒志会（訳）『食生活と身体の退化――先住民の伝統食と近代食その身体への驚くべき影響』恒志会（2010）
Linus Pauling, *How to Live Longer and Feel Better*, Oregon State University Press (2006)

Evan Cameron and Linus Pauling, *Cancer and Vitamin C: A Discussion of the Nature, Causes, Prevention, and Treatment of Cancer With Special Reference to the Value of Vitamin C: The 21st-Century Edition*, Camino Books, Inc. (2018)

ライナス・ポーリング（著）、村田晃（訳）『ライナス・ポーリングのビタミンCとかぜ、インフルエンザ』共立出版株式会社（1977）

生田哲『ビタミンCの大量摂取がカゼを防ぎ、がんに効く』講談社＋α新書（2010）

村田晃『新ビタミンCと健康』共立出版（1999）

作田英成『「老い」を遅らせる食べ方』幻冬舎ルネッサンス新書（2017）

Arnold Ehret, *Mucusless Diet Healing System*, Book Publishing Co. (2012)

Arnold Ehret, *Rational Fasting*, BN Publishing (2019)

Prof. Spira, *Spira Speaks: Dialogs and Essays on the Mucusless Diet Healing System Volume 1, 2, & 3*, Mucus-free Life LLC (2014)

サティヤ・サイ・ババ（著）、ＳＳＯＪ婦人部（編集）、サティヤサイ出版協会（訳）『プラサード第２版――食物に関する御言葉集』サティヤサイ出版協会（2007）

小窪正樹『食物と健康と霊性―サイ　ババの叡智と最先端医学の真実―人は誤った食事で苦しんでいる』サティヤサイ出版協会（2010）

Edward Howell, *Enzyme Nutrition: The Food Enzyme Concept*, Avery (1995)

Edward Howell, *Food Enzymes for Health and Longevity*, Lotus Pr (2014)

Humbart Santillo, *Food Enzymes: The Missing Link to Radiant Health*, Hohm Pr (1993)

Humbart “Smokey” Santillo ND, *The Power of Nutrition with Enzymes*, Designs for Wellness Press (2010)

エドワード・ハウエル（著）、川喜田昭雄（訳）、瀬野川知子（訳）『キラー・フード――あなたの寿命は「酵素」で決まる』現代書林（1999）
エドワード・ハウエル（著）、今村光一（訳）『医者も知らない酵素の力』中央アート出版社（2009）
鶴見隆史『最強の福音！スーパー酵素医療』グスコー出版（2003）
鶴見隆史『「酵素」の謎――なぜ病気を防ぎ、寿命を延ばすのか』祥伝社（2013）
坂下栄『合成洗剤　買わない主義使わない宣言――衝撃的データが示す危険性と恐怖』メタモル出版（2002）
ピーター・コックス（著）、浦和かおる（訳）『ぼくが肉を食べないわけ』築地書館（1989）
ジョン・フィネガン（著）、今村光一（著、訳）、オフィス今村（編集）『危険な油が病気を起こしてる』中央アート出版社（2016）
山田豊文『病気がイヤなら「油」を変えなさい！――危ない〝トランス脂肪〟だらけの食の改善法』河出書房新社（2007）
山田豊文『トランス脂肪酸から子どもを守る――脳を壊す「油」、育てる「油」』共栄書房（2019）
奥野修司『本当は危ない国産食品――「食」が「病」を引き起こす』新潮社（2020）
大森隆史『毛髪ミネラル検査のすすめ　見てわかる図解版――デトックス健康法の決め手』コスモ21（2005）
大森隆史『「重金属」体内汚染の真実――本当のデトックスのすすめ』東洋経済新報社（2010）
陽捷行（著、編集）『農と環境と健康に及ぼすカドミウムとヒ素の影響』（北里大学農医連携学術叢書）養賢堂（2008）
カオ・ダイ・レ（著）、尾崎望（訳）『ベトナム戦争におけるエージェントオレンジ――歴史と影響』文理

閣（2004）
David Hammond, *Mercury Poisoning: The Undiagnosed Epidemic: How to detox*, David Hammond (2014)
James Lilley, *HEAVY METALS DETOX: The Easy Way to Detoxify—Detoxification Helps Protect Against Accelerated Aging, Sickness, Brain Fog, & Fatigue*, Independently published (2019)
Harvey Diamond, *Fit For Life: A New Beginning — The Ultimate Diet and Health Plan*, Citadel (2021)
外園久芳、永田照喜治『フルーツ・クリニック——果物が糖尿病を治す』葦書房（1999）
Johanna Brandt, *The Grape Cure*, Book Publishing Co. (2012)
Christopher Vasey N.D, *The Detox Mono Diet: The Miracle Grape Cure and Other Cleansing Diets*, Inner Traditions (2006)
Jan Dries, *The Dries Cancer Diet: A Practical Guide to the Use of Fresh Fruit and Raw Vegetables in the Treatment of Cancer*, Element Books Ltd (1997)
Paul M. Gross, *Superfruits: (Top 20 Fruits Packed with Nutrients and Phytochemicals, Best Ways to Eat Fruits for Maximum Nutrition, and 75 Simple and Delicious Recipes)*, McGraw Hill (2009)
Victoria Boutenko, *Green for Life: The Updated Classic on Green Smoothie Nutrition*, North Atlantic Books (2011)
Dr. Douglas Graham, *The 80/10/10 Diet: Balancing Your Health, Your Weight, and Your Life, One Luscious Bite at a Time*, Foodnsport Pr. (2006)
Douglas N. Graham, *Nutrition and Athletic Performance: A Handbook for Athletes and Fitness Enthusiasts*, FoodnSport Press (2014)
Lisa Rigas, *The Pineapple RX: Discover The Detox Power Of This Tropical Fruit And 21 Ways it Can Supercharge Your Health*, High Performance Marketing Solutions LLC (2014)

Pearl Robinson, *PINEAPPLE? Let Me Explain: Everything you need to know, health benefits, remedies, recipes and more*, Global Heaven (2017)
Om Krishna Uprety, *Pineapple Miracle*. (2017)
RAJENDRA PAVAN, The Life with Bromelain: Properties and Therapeutic Application of Bromelain: A Review (2019)
Raffy Karamanoukian MD & Hratch Karamanoukian MD, Dr.Karamanoukian's Guide to Bromelain—One of Nature's Best Enzymes (2011)
鶴見隆史『1日1本で医者いらずになる黒バナナ健康法』アスコム（2015）
ヴィクトリア・ブーテンコ（著）、山口蝶子（訳）『グリーン・フォー・ライフ　グリーンスムージー——誰も知らない葉っぱの威力』高木書房（2010）
The Environmental Working Group (EWG). EWG's 2023 Shopper's Guide To Pesticides In Produce. https://www.ewg.org/foodnews/ (2023)
ハーヴィー・ダイアモンド、マリリン・ダイアモンド（著）、松田麻美子（訳）『ライフスタイル革命——私たちの健康と幸福と地球のために』キングベアー出版（1995）
ハーヴィー・ダイアモンド、マリリン・ダイアモンド（著）、松田麻美子（訳）『これで最後のダイエット』読売新聞社（1995）
松田麻美子『女性のためのナチュラル・ハイジーン——生理痛から乳ガン・更年期障害まで、「女性の悩み」すべて解消！』グスコー出版（2007）
American Heart Association, Eat Less Salt: An Easy Action Plan for Finding and Reducing the Sodium Hidden in Your Diet. Harmony (2013)

John H. Tilden, *Toxemia Explained: The True Interpretation of the Cause of Disease*, World Health Classics (2009)

John H. Tilden, *Impaired Health Its Cause and Cure: A Repudiation of the Conventional Treatment of Disease*, Literary Licensing, LLC (2014)

Harvey Diamond, *Fit For Life — The weight-loss plan that proves it's not what you eat but when and how*, Transworld Digital (2012)

ロバート・メンデルソン（著）、弓場隆（訳）『こうして医者は嘘をつく』三五館（2016）

池田　悟（いけだ・さとる）
翻訳家。三重大学卒。
学生時代にフルータリアンの食生活に目覚め、果物を中心にしたローフード食（生菜食）を20年以上続けている。

フルータリアン・ダイエット――最も古くて新しい、果実食主義者の健康学
2024年10月10日　初版第1刷発行

著者 ―――― 池田　悟
発行者 ――― 平田　勝
発行 ―――― 共栄書房
〒101-0065　東京都千代田区西神田2-5-11 出版輸送ビル2F
電話　03-3234-6948
FAX　03-3239-8272
E-mail　master@kyoeishobo.net
URL　https://www.kyoeishobo.net
振替　00130-4-118277
装幀 ―――― 黒瀬章夫（ナカグログラフ）
印刷・製本 ―― 中央精版印刷株式会社

ISBN978-4-7634-1120-4　C0077